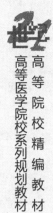

21世纪

高等院校精编教材

高等医学院校系列规划教材

# 系统解剖学实验

孟庆玲 庞 刚◎主编

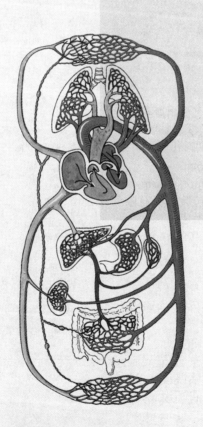

U0241202

北京师范大学出版集团
BEIJING NORMAL UNIVERSITY PUBLISHING GROUP
安徽大学出版社

**图书在版编目(CIP)数据**

系统解剖学实验/孟庆玲,庞刚主编. —合肥:安徽大学出版社,2019.1(2023.8重印)

ISBN 978-7-5664-1748-0

Ⅰ.①系… Ⅱ.①孟… ②庞… Ⅲ.①系统解剖学—实验—医学院校—教材 Ⅳ.①R322—33

中国版本图书馆 CIP 数据核字(2019)第 007692 号

## 系统解剖学实验

孟庆玲 庞　刚 主编

出版发行:北京师范大学出版集团
　　　　　安 徽 大 学 出 版 社
　　　　　(安徽省合肥市肥西路 3 号 邮编 230039)
　　　　　www.bnupg.com
　　　　　www.ahupress.com.cn
印　　刷:安徽昶颉包装印务有限责任公司
经　　销:全国新华书店
开　　本:787 mm×1092 mm　1/16
印　　张:9.25
字　　数:171 千字
版　　次:2019 年 1 月第 1 版
印　　次:2023 年 8 月第 6 次印刷
定　　价:28.00 元
ISBN 978-7-5664-1748-0

策划编辑:刘中飞　武溪溪　　　　　　装帧设计:李　军
责任编辑:陈玉婷　武溪溪　　　　　　美术编辑:李　军
责任印制:赵明炎

# 本书编委会

主　审　徐胜春　黄学应

主　编　孟庆玲　庞　刚

副主编　焦　轶　梁　亮

编　委　（以姓氏拼音为序）

　　　　邓雪飞　方　萌　焦　轶

　　　　李少兵　梁　亮　孟庆玲

　　　　庞　刚　任振华　徐金勇

　　　　张媛媛

# 前　言

  人体解剖学是研究正常人体形态结构的科学，是一门重要的医学主干课程。其中，系统解剖学是按照人体器官功能系统阐述正常人体器官的形态结构、生理功能及其生长发育规律的科学。理解和掌握人体各系统和器官的正常形态结构知识，可以为医学专业学生学习其他基础医学和临床医学课程奠定必要的形态学基础。

  系统解剖学是一门实践性非常强的课程。医学专业学生在临床医学课程学习阶段和进行临床实践前必须熟悉人体解剖结构，这就要求系统解剖学的教学必须具备良好的、独特的实践条件。只有通过将理论与实践相结合，深入细致地观察人体标本和人体器官系统模型，学生才能正确地认识和掌握正常人体各系统和器官的形态结构。

  为了强化系统解剖学的实验教学，我们以国家级规划教材《系统解剖学》为蓝本，根据教学大纲的要求，结合多年的实验教学经验，组织编写了这本《系统解剖学实验》。全书共16章，以"标本"为中心，重点描述人体相关结构的位置、形态特点及观察方法和要点。同时，结合教学内容，分章节设置了练习题，可帮助学生具体且形象地认识、理解和掌握人体的重要结构，培养学生分析问题、解决问题的能力。

  值得注意的是，在实验观察中，一般未作说明的解剖图片均是指右侧；但是标本有左右侧之分，应注意区分侧别。此外，解剖变异常有发生，观察时应注意，可检索资料，了解其功能意义。

  本书可供高等医学院校临床医学、麻醉医学、康复医学、妇产医学、护理医学等医学相关专业使用，同时亦可供预防医学、临床药理学、法学、劳动与社会保障、卫生事业管理、健康服务与管理等专业学生学习人体解剖学使用。

  由于自身能力和经验所限，书中错误之处在所难免，编写内容和方式是否妥当、合理也需在教学实践中得到进一步检验。恳请使用本书的广大师生不吝赐教，给予批评、指正，以使本书日臻完善。

编　者

2018 年 12 月

# 目　录

# 第一章 骨 学

**概要**

骨是一种器官,主要由骨质、骨膜和骨髓构成。成人有 206 块骨,按形态可分为长骨、短骨、扁骨和不规则骨 4 类;按部位可分为躯干骨、颅骨和附肢骨(上肢骨和下肢骨),躯干骨和颅骨又可合称为中轴骨。躯干骨包括 24 块椎骨、1 块骶骨、1 块尾骨、1 块胸骨和 12 对肋,参与脊柱、骨性胸廓和骨盆的构成。颅骨由 23 块扁骨和不规则骨组成,分为脑颅骨(8 块)和面颅骨(15 块)。上、下肢骨均可分为肢带骨和自由肢骨。上肢带骨包括锁骨和肩胛骨,自由上肢骨包括肱骨、尺骨、桡骨和手骨;下肢带骨即髋骨,自由下肢骨包括股骨、胫骨、腓骨、髌骨和足骨。

**实验目的与要求**

□掌握骨的分类。了解骨的构造。

□掌握椎骨的一般形态特征及各部椎骨的主要特征;掌握胸骨的分部及胸骨角的概念。了解肋的分类及形态特征。

□掌握分离颅骨的名称;掌握翼点和鼻旁窦的主要形态特征。熟悉颅底内面观的形态特征。了解颅顶面观、颅底外面观的主要形态特征。

□掌握上肢骨的配布及锁骨、肩胛骨、肱骨、桡骨和尺骨的形态特征;掌握下肢骨的配布及髋骨、股骨、胫骨和腓骨的形态特征。了解手骨、髌骨和足骨的形态特征。

**实验教具**

□标本:全身骨骼标本,骨总论标本(骨质、骨膜、骨髓和煅烧骨、脱钙骨),分离躯干骨标本,整体和分离颅骨标本,颅盖、颅底的标本,新生儿整颅标本和分离上、下肢骨标本等。

□模型:颞骨、蝶骨和颅底放大模型,手骨模型,足骨模型和男、女性骨盆模型等。

□其他:挂图、图谱、课件、教学录像、多媒体数码互动解剖学教学系统等。

## 一、骨学总论

### 1. 骨的分类

在全身骨骼标本及骨总论标本上观察。

成人有 206 块骨,按部位可分为**颅骨**、**躯干骨**及**附肢骨**(上、下肢骨)3 部分,颅骨和躯干骨合称**中轴骨**;按形态可分为长骨、短骨、扁骨和不规则骨 4 类。**长骨**呈长管状,分布于四肢,分为一体两端,体内有中空的骨髓腔;**短骨**呈立方形,多分布于连结牢固且运动灵活的部位;**扁骨**呈板状,主要构成颅腔及体腔的壁;**不规则骨**的形状不规则。一些不规则骨内有含气的腔,为**含气骨**,如上颌骨和筛骨等。

### 2. 骨的构造

在骨总论标本上观察。

骨由骨质、骨膜及骨髓 3 部分构成。骨质由骨组织构成,按结构可分为骨密质和骨松质。**骨密质**较坚硬,位于骨的外表面;**骨松质**呈疏松状,位于骨的内部。骨膜主要由纤维结缔组织构成,被覆于新鲜骨的表面。**骨髓**位于骨松质的腔隙和骨髓腔内,可分为红骨髓和黄骨髓 2 类。

### 3. 骨的理化性质

在骨总论标本上观察。

取出煅烧骨(去除有机质),用手指捻捏,发现其极易破碎,说明骨的无机质可使骨坚硬,具有脆性。取出脱钙骨(去除无机质),观察骨的外形是否改变,用手触摸、扭转脱钙的肋骨,发现其可任意弯曲甚至打结,说明骨的有机质具有良好的弹性和韧性。

## 二、躯干骨

### 1. 椎骨

在全身骨骼标本及分离躯干骨标本上观察。

(1)一般形态　椎骨由前方的**椎体**和后方的**椎弓**形成。椎体和椎弓围成**椎孔**(vertebral foramen),24 个椎孔相连接形成椎管,容纳脊髓;相邻两个椎体的椎弓根围成**椎间孔**(intervertebral foramina),有脊神经和血管通过。自椎弓上发出棘突(1 个)、横突(2 个)和上、下关节突(各 2 个)。

(2)各部椎骨特征

①**颈椎**:共 7 块,横突有**横突孔**,第 2～6 颈椎棘突末端分叉。第 1 颈椎,又名**寰椎**,由前弓、后弓和侧块组成,无椎体、棘突和关节突。第 2 颈椎,又名**枢椎**,椎体向上伸出**齿突**。第 7 颈椎,又名**隆椎**,棘突特别长,末端不分叉,活体易触及,常

作为计数椎骨序数的标志。

②**胸椎**：共 12 块，椎体侧面的上、下缘处和横突末端有**肋凹**，棘突较长，伸向后下方，呈叠瓦状排列。

③**腰椎**：共 5 块，椎体粗壮，横断面呈肾形，**棘突**呈板状，水平伸向后方。

④**骶骨**：由 5 块骶椎融合形成，呈尖向下的三角形，前面光滑，有 4 对骶前孔；后面粗糙，有骶管、**骶管裂孔**、**骶角**和 4 对骶后孔。

⑤**尾骨**：由 3～4 块退化的尾椎融合形成。

**2. 胸骨**

在全身骨骼标本及分离躯干骨标本上观察。

胸骨为扁骨，位于胸前壁正中线，分为**胸骨柄**、**胸骨体**和**剑突** 3 部分。胸骨柄与体交界处形成**胸骨角**（sternal angle），微向前突，两侧平对第 2 肋，是计数肋的重要标志。胸骨角向后平对第 4 胸椎体下缘。

**3. 肋**

在全身骨骼标本及分离躯干骨标本上观察。

肋有 12 对，第 1～7 对为**真肋**，第 8～10 对为**假肋**，第 11～12 对为**浮肋**。肋由肋骨和肋软骨 2 部分组成，肋骨的后端有**肋头**、**肋颈**和**肋结节**，肋体内面下缘有**肋沟**。

## 三、颅

颅由 23 块扁骨和不规则骨组成，以眶上缘和外耳门上缘的连线为界，分为后上部的脑颅和前下部的面颅。

**1. 脑颅骨**

在整体、分离颅骨标本及颞骨、蝶骨和颅底放大模型上观察。

**脑颅骨**共 8 块，包括成对的顶骨、颞骨，不成对的额骨、枕骨、蝶骨和筛骨。

（1）颞骨 颞骨以**外耳门**为中心，前上方为**鳞部**，前下方为**鼓部**，内侧为**岩部**。注意观察外耳门前方的**下颌窝**和**关节结节**。

（2）蝶骨 蝶骨位于颅底内侧面中央，其中部为**蝶骨体**（**蝶鞍**、**垂体窝**），伸向两侧的为 1 对**大翼**（**圆孔**、**卵圆孔**和**棘孔**）和 1 对**小翼**（**视神经管**）。

（3）筛骨 筛骨呈"巾"字形，横行的为**筛板**（上有**筛孔**），纵行的为**筛骨垂直板**（构成鼻中隔），两侧部为**筛骨迷路**（其内侧壁上有**上鼻甲**和**中鼻甲**）。

**2. 面颅骨**

在整体、分离颅骨标本和颅底放大模型上观察。

**面颅骨**共 15 块，包括成对的上颌骨、颧骨、泪骨、鼻骨、腭骨和下鼻甲，以及不成对的下颌骨、犁骨和舌骨。

下颌骨呈弓形，中部为**下颌体**，其前外侧面有**颏孔**。下颌体向后上移行为**下颌支**，下颌支的上端前方突起为**冠突**，后方突起为**髁突**，髁突上端膨大形成**下颌头**（参与构成颞下颌关节）。下颌体的下缘和下颌支后缘相交处为**下颌角**。

**3. 颅的整体观**

在整颅、颅盖、颅底的标本和颅底放大模型上观察。

（1）颅顶面观　额骨与顶骨之间为**冠状缝**，左右顶骨之间为**矢状缝**，顶骨与枕骨之间为**人字缝**。

（2）颅后面观　可见人字缝和枕骨。枕骨中部最突出的是**枕外隆凸**。

（3）颅内面观　颅盖内面凹陷，正中线上有上矢状窦沟，沟两侧有许多颗粒小凹，为蛛网膜粒的压迹。颅底的内面凹凸不平，以蝶骨小翼和颞骨岩部上缘为界，分为颅前窝、颅中窝和颅后窝。

①颅前窝：正中为筛骨的**筛板**，上有小孔，为筛孔，筛板正中的突起为鸡冠。

②颅中窝：中央部为蝶骨体，上有凹陷，为**垂体窝**，窝的前外侧为**视神经管**，管的外侧有突向后方的前床突；垂体窝后方隆起为**鞍背**，垂体窝与鞍背合称为蝶鞍。蝶骨体两侧的浅沟为颈动脉沟，沟的后端有破裂孔，续于颈动脉管内口。两侧部分，蝶骨小翼和大翼之间为**眶上裂**，蝶骨大翼上由前内向后外，依次排列有**圆孔、卵圆孔**和**棘孔**。颞骨岩部尖端前面的凹陷为三叉神经压迹，颞骨岩部中央的弓状隆起与颞鳞之间为**鼓室盖**。可借助探针观察各结构的交通情况。

③颅后窝：窝的中央为**枕骨大孔**，孔的前外侧缘有舌下神经管内口，孔前方为斜坡，孔后上方十字隆起为枕内隆凸，向两侧移行为**横窦沟**。横窦沟继续向前下内移行为**乙状窦沟**，末端终止于**颈静脉孔**。颞骨岩部后面有**内耳门**，通内耳道。可借助探针观察各结构的交通情况。

（4）颅底外面观　颅底外面前部由上颌骨和腭骨水平板围成骨腭，中部可见蝶骨的翼突，后部正中可见枕骨大孔，其前外方分别有破裂孔、颈静脉孔和颈动脉管外口等结构。可借助探针观察各结构与颅内的交通情况。

（5）颅的侧面观　颅的侧面可见额骨、蝶骨、顶骨、颞骨及枕骨，还可见面颅的颧骨和上、下颌骨。颧弓可将颅侧面分为上方的颞窝和下方的颞下窝。颞窝内有**翼点**（pterion），是额骨、顶骨、颞骨、蝶骨形成的"H"形缝，其骨质薄弱，内面有血管沟，有脑膜中动脉前支通过。

（6）颅的前面观　颅的前面可见额骨和面颅骨，面部中央为梨状孔，通鼻腔；可分为额区、眶、骨性鼻腔和骨性口腔。

①眶：呈四面锥体形，有一尖、一底和四壁。尖指向后内，经视神经管通颅中窝。底为眶口，眶上缘中内1/3交界处有**眶上孔**或**眶上切迹**，眶下缘中份下方有

眶下孔。眶上壁前外侧有泪腺窝;下壁中份有眶下沟,经眶下管通眶下孔;内侧壁前下份有泪囊窝,向下经鼻泪管通鼻腔。上壁与外侧壁交界处有眶上裂,通颅中窝;下壁和外侧壁交界处有眶下裂,通颞下窝。可借助探针观察眶与颅内及颞下窝的交通情况。

②骨性鼻腔:外侧壁自上而下有**上、中、下鼻甲**,每个鼻甲下方有相应的**上、中、下鼻道**。上鼻甲的后上方与蝶骨之间的间隙为**蝶筛隐窝**。

**鼻旁窦:**在眉弓的深面、上颌骨体内、蝶骨体内及筛骨迷路内分别有**额窦、上颌窦、蝶窦和筛窦**。其中,额窦开口于中鼻道,上颌窦开口于中鼻道,蝶窦开口于蝶筛隐窝,前、中筛窦开口于中鼻道,后筛窦开口于上鼻道。

**4. 新生儿颅的特征**

在新生儿整颅标本上观察。

新生儿面颅小,约占全颅的 1/8。新生儿颅骨没有完全发育,骨缝间充满纤维组织膜,在多骨的交界处,间隙的膜较宽大,形成颅囟。额骨与顶骨之间形成的菱形间隙为前囟,顶骨与枕骨间形成的三角形间隙为后囟。

## 四、附肢骨

**1. 上肢骨**

在全身骨骼标本、分离上肢骨标本及手骨模型上观察(注意区分各骨的**侧别**)。

(1)上肢带骨

①锁骨:呈"S"形,架于胸廓前上方,内侧 2/3 凸向前,外侧 1/3 凸向后。在活体上可触摸锁骨全长。

②肩胛骨:呈三角形,贴于胸廓后外面,介于第 2～7 肋之间。其前面大的浅窝为**肩胛下窝**,后面横行的骨嵴为**肩胛冈**,冈上、下的浅窝分别为**冈上窝**和**冈下窝**。肩胛冈向外延续为**肩峰**。外侧角肥厚,形成朝向外侧方梨形的**关节盂**。上角平对第 2 肋,下角平对第 7 肋或第 7 肋间隙。

(2)自由上肢骨

①肱骨:有一体和两端。上端有朝向后内的半球形的**肱骨头**,其外侧和前下方有**大结节**和**小结节**,两者之间为结节间沟。肱骨上端与体的交界处为**外科颈**。肱骨体中部的外侧有**三角肌粗隆**,体后面中部有自内上斜向外下的**桡神经沟**。下端外侧有半球形的**肱骨小头**,内侧有**肱骨滑车**。肱骨小头的外侧和肱骨滑车的内侧分别有突向侧方的**外、内上髁**。在内上髁的后方有**尺神经沟**。滑车后上方的深窝为**鹰嘴窝**。

②桡骨:位于前臂的外侧,分一体两端。上端稍膨大,为**桡骨头**,其周缘有**环状关节面**。头下方稍缩窄,为桡骨颈。颈内下方的突起为**桡骨粗隆**。下端前凹后

凸,其外侧向下突出形成**桡骨茎突**。

③**尺骨**:位于前臂内侧,分一体两端。上端前面半圆形的深凹为**滑车切迹**。切迹后上方的突起为**鹰嘴**,前下方的突起为冠突。冠突外侧面有桡切迹。下端稍膨大,形成**尺骨头**。头向后内侧突出,形成**尺骨茎突**。

④**手骨**:包括腕骨、掌骨和指骨。**腕骨**为短骨,8 块,排成近、远 2 列。由桡侧向尺侧,近侧列分别为手舟骨、月骨、三角骨和豌豆骨;远侧列分别为大多角骨、小多角骨、头状骨和钩骨(记忆口诀为"舟、月、三角、豆,大、小、头状、钩")。掌骨共 5块,由桡侧向尺侧依次为第 1～5 掌骨。指骨为长骨,共 14 块。拇指 2 节,分近节指骨和远节指骨,其余各为 3 节,分别为近节指骨、中节指骨和远节指骨。

**2. 下肢骨**

在全身骨骼标本、分离下肢骨标本、足骨模型和男、女性骨盆模型上观察(注意区分各骨的**侧别**)。

(1)下肢带骨　下肢带骨为髋骨,由髂骨、坐骨和耻骨在髋臼处融合而成。

①**髂骨**:构成髋骨的上部,分肥厚的髂骨体(构成髋臼的上 2/5)和扁阔的髂骨翼。髂骨翼上缘为**髂嵴**,其前端为**髂前上棘**,其后端为髂后上棘,髂前上棘向后约 6 cm 处向后外突起,形成髂结节。髂骨翼内面的浅窝为髂窝,其下界的骨嵴为弓状线。髂骨翼后下方有耳状面,与骶骨的耳状面相关节。

②**坐骨**:构成髋骨的下部,分坐骨体(构成髋臼的后下 2/5)和坐骨支。坐骨体后缘有**坐骨棘**,其上、下方分别有**坐骨大、小切迹**。坐骨体下后部向前、上、内延伸为较细的坐骨支,与耻骨下支相结合。坐骨体与坐骨支移行处的后部是粗糙的隆起,为**坐骨结节**。

③**耻骨**:构成髋骨的前下部,分体(构成髋臼的前下 1/5)和上、下两支。耻骨体向前内伸出耻骨上支,其末端急转向下,形成耻骨下支。耻骨上支的上缘有耻骨梳,向前终于**耻骨结节**。耻骨上、下支移行部的内侧有椭圆形的耻骨联合面。耻骨下支伸向后下方,与坐骨支结合。耻骨与坐骨共同围成**闭孔**。

髂、坐、耻三骨的体合成**髋臼**。窝内半月形的关节面为月状面。窝的中央未形成关节面的部分为髋臼窝。髋臼边缘下部的缺口为髋臼切迹。

(2)自由下肢骨

①**股骨**:人体最长(约占身高的 1/4)、最结实的长骨,分一体两端。上端有朝向内上方球形的**股骨头**,外下方狭窄处为**股骨颈**。股骨颈外侧和内下方的隆起分别为**大、小转子**。大、小转子之间,前面有转子间线,后面有转子间嵴。下端膨大,其内、外侧分别向后突出,形成**内、外侧髁**。两髁前面的关节面相连,形成髌面,两髁后份间的深窝为髁间窝。

②**髌骨**:全身最大的肌腱内籽骨,上宽下窄,前面粗糙,后面光滑,内侧的光滑

关节面较外侧宽大。

③**胫骨**：位于小腿的内侧，分一体两端。上端粗大，向两侧突出，形成内、外侧髁。上端前面的粗糙隆起为**胫骨粗隆**。胫骨体呈三棱柱状，后方有斜行的比目鱼肌线。下端内侧向下突出，形成**内踝**。

④**腓骨**：位于小腿的外侧，分一体两端。上端膨大，形成腓骨头，腓骨头下方细窄的为腓骨颈。下端稍扁平，向外下方突出，形成**外踝**。

⑤**足骨**：包括跗骨、跖骨和趾骨。7块**跗骨**排成3列。后列的上方为距骨，有前宽后窄的关节面，下方为跟骨；中列为足舟骨；前列自内侧向外侧依次为内侧楔骨、中间楔骨、外侧楔骨和骰骨（记忆口诀为"距上跟下，舟前三楔，骰骨在外"）。跖骨共5块，由胫侧向腓侧依次为第1~5跖骨。趾骨共14块，其命名同指骨。

（焦　轶　孟庆玲）

# 第二章　关节学

>>> **概要**

　　骨和骨之间借纤维结缔组织、软骨或骨相连,形成骨连结,分为直接连结和间接连结。直接连结较牢固,分为纤维连结、软骨连结和骨性结合3类。间接连结又称关节或滑膜关节,其基本构造为关节面、关节囊和关节腔,辅助结构包括韧带、关节盘和关节唇、滑膜囊和滑膜襞。关节的运动形式为屈和伸(冠状轴)、收和展(矢状轴)、旋转(垂直轴)和环转(二轴运动)。全身关节分为中轴骨连结和附肢骨连结。中轴骨连结形成脊柱、胸廓和颞下颌关节。重要的附肢骨连结包括上肢的肩、肘、腕关节和下肢的骨盆、髋、膝和踝关节。

>>> **实验目的与要求**

　　□掌握滑膜关节的基本构造、辅助结构及运动形式。了解骨连结的种类。

　　□掌握椎间盘的形态特征及临床意义;掌握椎体前、后方韧带的名称和功能;掌握脊柱的组成、4个生理性弯曲及功能。了解骨性胸廓的组成及功能。

　　□掌握颞下颌关节的组成、结构特点及运动形式。了解颅骨的骨连结方式。

　　□掌握肩关节和肘关节的组成、结构特点及运动形式。熟悉桡腕关节的组成及运动形式。了解前臂骨的骨连结(前臂骨间膜);了解上肢带骨的骨连结(胸锁关节、肩锁关节、喙肩弓)组成。

　　□掌握骨盆界线的概念和意义。了解骨盆的组成。

　　□掌握髋关节和膝关节的组成、结构特点及运动形式;掌握足弓的组成及功能。了解距小腿关节的组成、结构特点及运动形式。

>>> **实验教具**

　　□标本:完整及部分脊柱矢状切面标本,椎间盘水平切面标本,新生儿颅标本,颅盖及颅底标本,胸廓骨连结标本,完整及打开关节囊的颞下颌关节标本,完整及打开关节囊的胸锁关节、肩关节、肘关节和桡腕关节标本,前臂骨连结标本,手关节冠状切面标本,男、女性骨盆标本,完整及打开关节囊的髋关节、膝关节和距小腿关节标本,足弓标本等。

□模型:椎骨连结模型,男、女性骨盆模型等。

□其他:挂图、图谱、课件、教学录像、多媒体数码互动解剖学教学系统等。

# 一、关节学总论

**1. 直接连结**

在部分脊柱矢状切面标本、椎间盘水平切面标本、新生儿颅标本、颅盖及颅底标本上观察。

(1)纤维连结　骨与骨通过纤维结缔组织相连。大量纤维结缔组织相连可形成**韧带**连结(棘间韧带和前、后纵韧带),呈索状或膜板状;少量纤维结缔组织相连可形成**缝**(冠状缝、矢状缝)。

(2)软骨连结　两骨借软骨相连,包括纤维软骨联合(椎间盘,不骨化)和透明软骨结合(蝶枕软骨结合,可骨化)。

(3)骨性结合　两骨以骨组织相连,常由纤维软骨连结的缝和透明软骨结合骨化形成,如冠状缝、矢状缝、蝶骨枕骨之间的结合。

**2. 间接连结(滑膜关节)**

在打开关节囊的肩、膝、髋关节标本上观察。

(1)关节的基本构造　关节包括关节面、关节囊和关节腔。

①**关节面**:参与组成关节的各相关骨的接触面。每个关节至少包括 2 个关节面,一个为关节头,一个为关节窝。

②**关节囊**:附着于关节周围的纤维组织囊。

③**关节腔**:关节囊与关节面围成的密闭的腔隙。

(2)关节的辅助结构

①**韧带**:包括囊外韧带(腓侧副韧带、胫侧副韧带)和囊内韧带(前、后交叉韧带)2 类。

②**关节盘**和**关节唇**:关节盘位于两骨关节面之间(内、外侧半月板),关节唇附着于关节窝周缘(肩关节盂唇、髋关节髋臼唇)。

③**滑膜囊**和**滑膜襞**:滑膜卷折突入关节腔,形成滑膜襞(膝关节翼状襞),滑膜突入肌腱和骨面之间,形成滑膜囊(膝关节髌上囊)。

(3)关节的运动　结合活体,观察并理解关节的运动形式:**屈**、**伸**(冠状轴),**收**、**展**(矢状轴),**旋转**(垂直轴)、**环转**(二轴运动)。

## 二、中轴骨的连结

### 1. 脊柱

结合活体,在完整及部分脊柱矢状切面标本、椎间盘水平切面标本和椎骨连结模型上观察。

(1)椎骨间连结

①**椎体间连结**:相邻椎体间的纤维软骨盘为**椎间盘**(intervertebral disc),其中央部为**髓核**,周围是同心圆排列的**纤维环**。椎体前、后方纵行**前、后纵韧带**(椎管前壁)。注意观察椎间盘的位置、结构特点并理解其临床意义(纤维环破裂时,髓核容易向后外侧脱出,突入椎管或椎间孔,压迫相邻的脊髓和神经根,引起牵涉痛,此即**椎间盘突出症**)。

②**椎弓间连结**:相邻椎弓板之间的韧带为**黄韧带**,棘突之间的薄层纤维为**棘间韧带**,各棘突末端的纵行韧带为**棘上韧带**(注意第 7 颈椎以上棘上韧带向后扩展形成三角形的**项韧带**),相邻椎骨间的上、下关节突构成关节突关节。模拟腰椎穿刺,观察穿刺针经过的韧带层次(棘上韧带、棘间韧带、黄韧带)。

(2)脊柱的整体观　从侧面观察脊柱,可见脊柱有**颈、胸、腰、骶** 4 个生理性弯曲。颈曲和腰曲凸向前,于婴幼儿抬头、坐立及行走时形成;胸曲和骶曲凸向后,先天形成。

(3)脊柱的运动　结合活体,观察脊柱的运动形式,包括屈、伸、侧屈、旋转和环转。

### 2. 胸廓

结合活体,在胸廓骨连结标本上观察。

(1)胸廓的构成　肋后端与椎骨形成肋椎关节。第 1~7 肋前端与胸骨相连结,第 8~10 肋软骨前端依次与上位肋软骨借软骨间连结形成**肋弓**,第 11、12 肋前端游离。

(2)胸廓整体观　胸廓呈圆锥状,前后稍扁。上口小、倾斜,由胸骨柄上缘、第 1 肋和第 1 胸椎椎体围成;下口大,形状不规则,由第 12 胸椎、第 12 及 11 肋前端、肋弓和剑突围成。两侧肋弓在正中线形成向下开放的胸骨下角。

(3)胸廓的运动　结合活体,理解胸廓是如何参与呼吸运动的。

### 3. 颅骨连结

结合活体,在新生儿颅标本、颅盖及颅底标本、完整及打开关节囊的颞下颌关节标本上观察。

(1)纤维连结和软骨连结　颅盖骨之间以缝相连,颅底骨之间多以软骨(蝶枕软骨结合)或骨性结合相连。

(2)**颞下颌关节**　关节头为下颌头;关节窝由下颌窝和关节结节组成。关节囊外有外侧韧带;关节腔内有关节盘,可将关节腔分为上、下 2 部分。颞下颌关节是联合关节,两侧必须同时运动,才可完成下颌骨的上提、下降、前进、后退和侧方运动。

## 三、附肢骨的连结

### 1. 上肢骨的连结

结合活体,在完整及打开关节囊的胸锁关节、肩关节、肘关节和桡腕关节标本,前臂骨连结标本和手关节冠状切面标本上观察。

(1)上肢带连结　**胸锁关节**由锁骨的胸骨端与胸骨的锁切迹及第 1 肋软骨的上面构成,囊内有关节盘。**肩锁关节**由锁骨的肩峰端与肩胛骨的肩峰构成。**喙肩韧带**呈三角形,连于肩胛骨喙突与肩峰之间,共同构成喙肩弓。

(2)自由上肢骨连结

①**肩关节**:由肩胛骨关节盂和肱骨头构成。注意观察并比较关节面的大小(头大、盂小,有盂唇)。关节囊松弛,其前、后、上方有韧带和肌腱;关节囊内有肱二头肌长头腱,从结节间沟穿出。肩关节的运动形式有屈、伸、收、展、旋转和环转。注意观察并理解肩关节脱位的方向(多向前下方)。

②**肘关节**:由肱骨下端和桡、尺骨上端组成,包括肱尺关节、肱桡关节和桡尺近侧关节,是典型的复合关节。关节囊的两侧分别有尺侧副韧带和桡侧副韧带,桡骨头周围有桡骨环状韧带。肘关节的运动形式为屈、伸和旋前、旋后。

③**桡尺连结**:前臂骨通过桡尺近侧关节、前臂骨间膜和桡尺远侧关节相连。**前臂骨间膜**附着于尺、桡骨,自桡骨斜向下内至尺骨。用手转动桡骨,观察并理解前臂骨间膜的紧张及松弛情况(半旋前位时最紧张)。桡尺远侧关节由尺骨头的环状关节面与桡骨的尺切迹构成,参与前臂的旋转运动。

④**手关节**:**桡腕关节**(腕关节)的关节窝由桡骨下端的腕关节面和尺骨头下方的关节盘构成,关节头由手舟骨、月骨和三角骨的近侧关节面组成。桡腕关节可进行屈、伸、收、展及环转运动。

### 2. 下肢骨的连结

结合活体,在男、女性骨盆标本和模型,完整及打开关节囊的髋关节、膝关节和距小腿关节标本及足弓标本上观察。

(1)下肢带连结

①**骶髂关节**:由骶骨的耳状面与髂骨的耳状面组成。

②**骶棘韧带**和**骶结节韧带**:骶棘韧带起自骶、尾骨侧缘,止于坐骨棘;骶结节韧带

起自骶、尾骨侧缘，止于坐骨结节。骶棘韧带与坐骨大切迹围成**坐骨大孔**，骶棘韧带、骶结节韧带与坐骨小切迹围成**坐骨小孔**。

③耻骨联合和闭孔膜：耻骨联合由两侧耻骨联合面借耻骨间盘连结构成。耻骨与坐骨共同围成闭孔，活体由闭孔膜封闭。

④**骨盆**：由左右髋骨和骶、尾骨以及其间的骨连结构成，以**界线**（由骶岬、弓状线、耻骨梳、耻骨结节和耻骨嵴构成）为界，分大、小骨盆。小骨盆的**上口**即界线，**下口**由尾骨尖、骶结节韧带、坐骨结节、坐骨支、耻骨下支和耻骨联合下缘围成。小骨盆的上、下口间为骨盆腔。注意：骨盆腔为一弯曲的管道，为胎儿的娩出通道。

（2）自由下肢骨连结

①**髋关节**：由股骨头和髋臼组成。注意观察关节面的大小（髋臼窝深，有髋臼唇）。关节囊强韧，囊外有髂股韧带、耻股韧带和坐股韧带，囊内有股骨头韧带。关节囊的前面达转子间线，包裹股骨颈的全部；后面仅包裹股骨颈内侧的 2/3，故股骨颈骨折有囊外、囊内和混合性 3 种。髋关节的运动形式有屈、伸、收、展、旋转和环转（运动形式同肩关节，但运动幅度小）。

②**膝关节**：由股骨下端、胫骨上端和髌骨组成。关节囊松弛，关节囊外有**髌韧带**（前）、**腓侧副韧带**（外侧）、**胫侧副韧带**（内侧）和**腘斜韧带**（后方）加强，囊内有前、后交叉韧带。**前交叉韧带**起自髁间隆起前方，斜向后上外侧，可防止胫骨过度前移；**后交叉韧带**起自髁间隆起后方，斜向前上方内侧，可防止胫骨过度后移。在股骨和胫骨之间有半月板。其中，**内侧半月板**较大，呈"C"型；**外侧半月板**较小，近似"O"型。膝关节的滑膜向上突起，形成**髌上囊**，充填于股四头肌肌腱与股骨骨面之间；部分滑膜向关节腔内突起，形成**翼状襞**。膝关节的运动形式为屈、伸运动，在半屈时，还可作小幅度的旋内、旋外运动。

③胫腓连结：胫骨外侧髁的腓关节面与腓骨头构成的胫腓关节，连于胫、腓骨体之间的小腿骨间膜和连接两骨下端的胫腓前、后韧带。

④**距小腿关节**（踝关节）：由胫骨下端、腓骨下端和距骨滑车构成。注意观察距骨滑车关节面的形态（前宽后窄），理解关节的不稳定体位是屈位（跖屈位）。

⑤**足弓**：由跗骨和跖骨形成的凸向上的**足弓**，分为内侧纵弓（跟骨、距骨、足舟骨、3 块楔骨和内侧的 3 块跖骨）、外侧纵弓（跟骨、骰骨和外侧的 2 块跖骨）和横弓（骰骨、3 块楔骨和跖骨）。注意理解足弓的功能（支持、缓冲和保护）。

（焦　轶　孟庆玲）

# 第三章　肌　学

>>> **概要**

　　肌根据组织结构和功能不同可分为骨骼肌、心肌和平滑肌。骨骼肌是运动系统的动力部分，多附着于骨骼，主要存在于躯干和四肢，可随人的意志而收缩，又称随意肌。每块骨骼肌均由肌腹和肌腱两部分组成，在其周围有筋膜、滑膜囊、腱鞘和籽骨等辅助装置。骨骼肌按照其外形可分为长肌、短肌、扁肌和轮匝肌4种；根据其所在部位可分为头肌、颈肌、躯干肌、上肢肌和下肢肌5种。

>>> **实验目的与要求**

　　□掌握肌的构造和形态。熟悉肌的起止和配布。了解肌的辅助装置。

　　□掌握咀嚼肌的名称、位置和功能。了解面肌的特点和分布概况。

　　□掌握胸锁乳突肌、前斜角肌的位置和功能；掌握斜角肌间隙的构成和内容。了解舌骨上、下肌群的名称和位置。

　　□掌握斜方肌、背阔肌、竖脊肌、胸大肌、前锯肌的位置和功能；掌握肋间内、外肌的位置，以及肌纤维的方向和功能；掌握膈的位置、形态特征及功能；掌握腹部3层扁肌的名称、层次、肌纤维方向和功能。了解腹直肌鞘的组成；了解腹股沟管的位置、境界及穿行结构；了解腹股沟三角的位置及境界。

　　□掌握上肢带肌的名称和位置；掌握三角肌的纤维方向和功能；掌握臂肌的分群、分层和名称；掌握肱二头肌、喙肱肌、肱肌、肱三头肌的位置和功能。了解前臂肌和手肌的分群、名称和分层，理解其功能。

　　□掌握下肢带肌的分群、分层和作用；掌握大腿肌的分群、分层和作用及股四头肌、股二头肌、半腱肌、半膜肌的位置和功能；掌握小腿肌的分群、分层和作用及小腿三头肌的位置和功能。熟悉髂腰肌、臀大肌和梨状肌的位置和功能。了解大腿内侧群和小腿前外侧群肌的名称和位置。

>>> **实验教具**

　　□标本：全身骨骼肌标本，身体各局部浅、深层肌标本，咀嚼肌标本，膈标本等。

□模型:头颈肌模型、躯干肌模型、膈模型、腹前外侧群肌模型、手肌模型等。

□其他:挂图、图谱、课件、教学录像、多媒体数码互动解剖学教学系统等。

## 一、肌学总论

结合关节运动,在全身骨骼肌标本上观察。

### 1. 肌的构造和形态

每块骨骼肌都由肌腹和肌腱组成,有**长肌**、**短肌**、**扁肌**、**轮匝肌** 4 类;骨骼肌的周围有筋膜(浅、深筋膜)和腱鞘等辅助装置,它们具有支持和保护的作用。

### 2. 肌的起止点

骨骼肌通常以两端附于两块或两块以上的骨上,中间跨过一个或多个关节。肌收缩时,牵拉骨围绕关节进行运动。通常把靠近身体正中面或四肢部位于近侧端的附着点作为**起点**(或定点);反之为**止点**(或动点)。注意观察肱二头肌和胸大肌,理解肌的起、止点,模拟不同体位下骨骼肌定、动点的转换。

## 二、头肌

结合活体,在头部浅层肌标本、咀嚼肌标本及头颈肌模型上观察。

### 1. 面肌

面肌包括位于颅顶的**枕额肌**(注意辨认额、枕腹之间的**帽状腱膜**)、眼周围的**眼轮匝肌**、口周缘的**口轮匝肌**及面颊深面的**颊肌**。

### 2. 咀嚼肌

咀嚼肌配布于颞下颌关节周围,包括颞肌、咬肌、翼内肌和翼外肌。注意观察咀嚼肌纤维的方向并理解其功能。

(1)**颞肌** 颞肌位于颞窝内,起自颞窝,止于下颌骨的冠突。此肌收缩时,上提下颌骨(闭口),并可向后牵拉下颌骨。

(2)**咬肌** 咬肌位于下颌支表面,起自颧弓的下缘和内面,止于咬肌粗隆。此肌收缩时,上提下颌骨(闭口),同时向前下牵引下颌骨。

(3)**翼内肌** 翼内肌位于下颌支深面,起自翼突窝,止于翼肌粗隆。此肌收缩时,上提下颌骨(闭口),并使其向前运动。

(4)**翼外肌** 翼外肌位于颞下窝内,起自蝶骨大翼和翼突,止于下颌颈。两侧肌同时收缩可牵拉下颌骨向前(张口);一侧肌收缩可使下颌骨向对侧运动。

## 三、颈肌

结合活体,在头颈部浅、深层肌标本(离断胸锁乳突肌)及头颈肌模型上观察。

**1. 颈浅肌群**

颈浅肌群包括位于颈部浅筋膜内的**颈阔肌**及颈外侧的胸锁乳突肌。

**胸锁乳突肌**：位于颈部两侧，起自胸骨柄和锁骨胸骨端，止于颞骨乳突。一侧肌收缩，使头向同侧倾斜，脸转向对侧；双侧同时收缩，使头后仰。注意观察其肌纤维的走向，并理解其功能。

**2. 颈深肌群**

颈深肌群包括舌骨上、下方的舌骨上、下肌群（主要包括二腹肌、肩胛舌骨肌等）和脊柱颈部前外侧的前、中、后斜角肌。注意辨认前、中斜角肌和第1肋之间的**斜角肌间隙**（scalene fissure），其内有臂丛神经和锁骨下动脉穿行。

## 四、躯干肌

结合活体，在躯干肌标本和模型、膈标本和模型及腹前外侧群肌标本和模型上观察。

**1. 背肌**

背肌包括背浅肌（斜方肌、背阔肌）和背深肌（竖脊肌）。

（1）背浅肌

①**斜方肌**：位于项部和背上部浅层，为三角形的扁肌；起自上项线、枕外隆凸、项韧带、第7颈椎棘突、全部胸椎棘突及棘上韧带，止于锁骨外侧1/3、肩峰和肩胛冈。此肌收缩时，拉肩胛骨向脊柱靠拢。如果肩胛骨固定，一侧肌收缩，使头向同侧倾斜，脸转向对侧；两侧同时收缩，使头后仰。

②**背阔肌**：位于背的下半部及胸的后外侧，为全身最大的扁肌；起自下6个胸椎棘突、全部腰椎棘突、骶正中嵴及髂嵴后部，止于肱骨小结节嵴。此肌收缩，使肩关节后伸、内收和旋内；当上肢上举固定时，可引体向上。

（2）背深肌　**背深肌**位于脊柱两侧的沟内，每侧有3个肌束；起自骶骨背面、髂嵴后部和腰椎棘突，沿途分别止于肋骨、椎骨，最终到达颞骨乳突。一侧肌收缩，使脊柱向同侧屈；两侧同时收缩，可使脊柱后伸，使头后仰。

注意观察背浅肌、背深肌的位置及肌纤维的走向，结合活体理解其功能。

**2. 胸肌**

胸肌包括胸上肢肌（胸大肌、胸小肌和前锯肌）和胸固有肌（肋间内、外肌）。

（1）胸上肢肌

①**胸大肌**：位于胸前壁浅层，为扇形扁肌；起自锁骨内侧2/3段、胸骨前面、第1～6肋软骨前面和腹外斜肌腱膜，各部肌束聚合向外侧，以扁腱止于肱骨大结节嵴。此肌收缩，使肩关节内收和旋内；当上肢固定时，可引体向上。

②**胸小肌**:位于胸大肌深面,呈三角形;起自第 3～5 肋骨,止于肩胛骨喙突。此肌收缩时,拉肩胛骨向下;当肩胛骨固定时,可提肋助吸气。

③**前锯肌**:位于胸外侧壁;起自上 8～9 肋骨外面,肌束向后绕胸廓侧面,经肩胛骨前方,止于肩胛骨内侧缘和下角。此肌收缩时,拉肩胛骨向前并紧贴胸廓。若此肌瘫痪,可引起"翼状肩"。

(2)胸固有肌

①**肋间外肌**:位于肋间隙浅层,起自上位肋骨下缘,止于下位肋骨上缘,可提肋助吸气。

②**肋间内肌**:位于肋间隙深层,起自下位肋骨上缘,止于上位肋骨下缘,可降肋助呼气。

注意观察各肌的位置及肌纤维的走向,结合活体理解其功能。

**3. 膈**

膈是向上膨隆呈穹隆状的扁肌,位于胸、腹腔之间,其周边为肌性部,中央为**中心腱**。膈上由后向前分别有 3 个裂孔:主动脉裂孔、食管裂孔和腔静脉孔。其中,**主动脉裂孔**平第 12 胸椎水平,有主动脉和胸导管通过;**食管裂孔**约平第 10 胸椎水平,有食管和迷走神经通过;**腔静脉孔**约平第 8 胸椎水平,有下腔静脉通过。膈是最主要的呼吸肌。

**4. 腹肌**

腹肌包括前外侧群(腹直肌、腹外斜肌、腹内斜肌和腹横肌)和后群(腰方肌和腰大肌,见"下肢肌"部分)。

(1)腹前外侧群

①**腹直肌**:位于腹前正中线两侧,被腹直肌鞘包裹;起自耻骨联合、耻骨嵴,止于胸骨剑突、第 5～7 肋软骨。每侧腹直肌被 3～4 条**腱划**分成多个肌腹。

②**腹外斜肌**:位于腹前外侧壁浅层;起自下 8 个肋骨外面,肌束斜向前下,分别止于髂嵴前部、腹股沟韧带、白线。腹外斜肌腱膜下缘在髂前上棘与耻骨结节之间卷曲增厚,构成**腹股沟韧带**(inguinal ligament);腹外斜肌腱膜在耻骨结节外上方的缺口**为腹股沟管浅环**,有精索(男性)或子宫圆韧带(女性)穿出。

③**腹内斜肌**:位于腹外斜肌的深面;起自胸腰筋膜、髂嵴和腹股沟韧带外侧 1/2,肌纤维斜向前上,止于白线。下部肌束与腹横肌的肌纤维共同形成腹股沟镰和提睾肌。

④**腹横肌**:位于腹内斜肌深面,起自下 6 对肋软骨内面、胸腰筋膜、髂嵴和腹股沟韧带外侧 1/3,肌纤维横行向前内,止于白线。下部肌束与腹内斜肌的肌纤维共同形成腹股沟镰和提睾肌。

(2)**腹直肌鞘**    腹直肌鞘位于腹前壁,由腹前外侧壁 3 块扁肌的腱膜构成,包绕腹直肌,分前、后2层。鞘的上2/3,前层由腹外斜肌腱膜与腹内斜肌腱膜的前层构成;后层由腹内斜肌腱膜后层和腹横肌腱膜构成。鞘的下1/3,在脐下4~5 cm的下方,3块扁肌的腱膜全部移行于腹直肌的前面,构成鞘的前层;鞘的后层缺如,形成凸向上方的**弓状线**。

(3)**腹股沟管**　腹股沟管为腹前外侧壁3块扁肌和腱之间的一条裂隙,位于腹前外侧壁下部、腹股沟韧带内侧半上方,由外上斜向内下,长约4.5 cm,有男性**精索**和女性**子宫圆韧带**穿行。腹股沟管前壁为腹外斜肌腱膜和腹内斜肌,后壁为腹横筋膜和腹股沟镰,上壁为腹内斜肌和腹横肌的弓状下缘,下壁为腹股沟韧带。内口为腹股沟管腹环(深环),在腹股沟韧带中点上方约1.5 cm处,为腹横筋膜向外突出形成的卵圆形孔;外口为腹股沟管浅(皮下)环。

(4)**腹股沟(海氏)三角**　腹股沟(海氏)三角位于腹前壁下部,由腹直肌外侧缘、腹股沟韧带和腹壁下动脉围成。

腹股沟管和腹股沟三角都是腹壁下部的薄弱区。在病理状态下,腹腔内容物可经腹股沟管深环进入腹股沟管,再经腹股沟管浅环突出,下降入阴囊,形成**腹股沟管斜疝**;若腹腔内容物经腹股沟三角处膨出,则形成**腹股沟直疝**。

## 五、上肢肌

在上肢浅、深层肌的标本及手肌模型上观察。

**1. 上肢带肌**

**三角肌**位于肩部,从前、外、后三面包裹肩关节。肩胛骨的前面为肩胛下肌,肩胛骨后面冈上窝内为冈上肌,冈下窝内由上而下为冈下肌、小圆肌和大圆肌。

**2. 臂肌**

臂的前群浅层为肱二头肌,深层为肱肌和喙肱肌;臂的后群为肱三头肌。注意观察臂肌跨越关节的情况并理解其功能。

(1)前群

①**肱二头肌**:位于臂前群浅层,为二头肌;长头起自肩胛骨盂上结节,短头起自肩胛骨喙突;两头在臂下部合成一个肌腹,止于桡骨粗隆。此肌收缩时,屈肘关节,当前臂在旋前位时,能使其旋后;协助屈肩关节。

②**喙肱肌**:位于肱二头肌短头后内侧;起自肩胛骨喙突,止于肱骨中部内侧。此肌收缩,可使肩关节前屈和内收。

③**肱肌**:位于肱二头肌下半部深面;起自肱骨体下半前面,止于尺骨粗隆。此肌收缩时,屈肘关节。

(2)后群　**肱三头肌**位于肱骨体后方;长头起自肩胛骨盂下结节,内侧头和外侧头分别起自桡神经沟内下方、外上方;三个头向下会合,止于尺骨鹰嘴。此肌收缩时,伸肘关节;协助肩关节伸和内收(长头)。

### 3. 前臂肌

(1)前群　注意观察前臂前群肌各层的位置排列。第一层由桡侧向尺侧为**肱桡肌**、旋前圆肌、桡侧腕屈肌、掌长肌和尺侧腕屈肌,第二层为指浅屈肌,第三层为拇长屈肌和指深屈肌(指浅、深屈肌的肌腱在腕部和掌部重叠),第四层为旋前方肌(在桡、尺骨下端前面)。

(2)后群　注意观察前臂后群肌各层的位置排列。浅层由桡侧向尺侧为桡侧腕长伸肌、桡侧腕短伸肌、指伸肌、小指伸肌和尺侧腕伸肌,深层由桡则向尺侧为旋后肌、拇长展肌、拇短伸肌、拇长伸肌和示指伸肌。

### 4. 手肌

外侧群浅层为拇短展肌(外侧)和拇短屈肌(内侧),深层为拇对掌肌和拇收肌。内侧群浅层为小指展肌(外侧)和小指短屈肌(内侧),深层为小指对掌肌。中间群有 4 条蚓状肌、3 块骨间掌侧肌和 4 块骨间背侧肌。

## 六、下肢肌

在下肢浅、深层肌的标本上观察。

### 1. 髋肌

前群有**髂腰肌**(由**腰大肌**与**髂肌**合成)与阔筋膜张肌(肌腹在大腿的外侧上 1/3,下 2/3 加入髂胫束)。后群浅层肥厚的为臀大肌,臀大肌深面由上而下为臀中肌、梨状肌(穿坐骨大孔)、闭孔内肌(穿坐骨小孔)和股方肌,臀中肌深面有臀小肌。

### 2. 大腿肌

(1)前群

①**缝匠肌**:位于大腿前面和内侧面浅层,呈扁条带状;起自髂前上棘,经大腿前面斜向下内,止于胫骨上端内侧。此肌收缩时,屈髋关节和膝关节,且可使已屈的膝关节旋内。

②**股四头肌**:位于大腿的前面,有 4 个头,包括**股直肌**、**股内侧肌**、**股外侧肌**和**股中间肌**。股直肌起自髂前下嵴,股内侧肌和股外侧肌分别起自股骨粗线内、外侧唇,股中间肌起自股骨体前面;四头向下会合,包绕髌骨,形成髌韧带,止于胫骨粗隆。此肌收缩时,屈髋关节和伸膝关节。

(2)内侧群　内侧群有 5 块肌,浅层由外向内为耻骨肌、长收肌和股薄肌,深层为短收肌和大收肌。

(3)后群　后群有 3 块肌,大腿外侧为股二头肌,内侧为半腱肌和半膜肌。其中，半腱肌位于浅表，下半部为很长的肌腱；半膜肌位于半腱肌深面，上半部为很长的腱膜。

### 3. 小腿肌

小腿肌前群由内侧向外侧排列为胫骨前肌、跛长伸肌和趾长伸肌；外侧群浅层为腓骨长肌，深层为腓骨短肌；后群浅层有小腿三头肌，深层由内侧向外侧为趾长屈肌、胫骨后肌和跛长屈肌。

**小腿三头肌**（triceps surae）位于小腿后群浅层，由腓肠肌和比目鱼肌组成。腓肠肌起自股骨内、外上髁，比目鱼肌起自腓骨后面上部、胫骨比目鱼肌线，两肌腱合成粗大的**跟腱**，止于跟骨。小腿三头肌收缩时，屈踝关节和膝关节。

（李少兵）

# 第四章 消化系统

## 》》 概要

消化系统包括消化管和消化腺两大部分。消化管是指从口腔到肛门的管道，包括口腔、咽、食管、胃、小肠(十二指肠、空肠和回肠)和大肠(盲肠、阑尾、结肠、直肠和肛管)。从口腔到十二指肠为上消化道，空肠以下的部分为下消化道。消化腺可分为大消化腺和小消化腺2种。大消化腺包括大唾液腺(腮腺、下颌下腺和舌下腺)、肝和胰，小消化腺分布于消化管壁内。消化系统的功能是食物的摄取和消化、营养物质的吸收及食物残渣的排出。

## 》》 实验目的与要求

□掌握消化系统的组成；掌握上、下消化道的概念。

□掌握腭的结构及咽峡的组成；掌握牙的种类、形态、牙周组织及牙式；掌握舌的形态和黏膜特征；掌握大唾液腺的名称、位置及导管的开口。熟悉口腔的分部及其界限。了解口唇和颊的形态与结构。

□掌握咽的位置、形态、分部和交通；掌握鼻咽、口咽和喉咽的重要结构。

□掌握食管的位置、形态、分部和狭窄部位。

□掌握胃的位置、形态及分部。了解胃壁的构造。

□掌握十二指肠的位置、分部及十二指肠悬韧带的位置和意义。了解空肠、回肠的位置及其形态特征。

□掌握大肠的分部、形态及特征性结构；掌握阑尾的位置、形态及其根部体表投影。熟悉结肠的位置和分部；熟悉直肠的位置和形态结构；熟悉肛管的位置和内面重要结构。了解盲肠的位置和形态结构。

□掌握肝的位置、形态及分叶；掌握胆囊的位置、形态、分部、胆囊底的体表投影及胆囊三角的构成和意义。熟悉胆汁的排出途径。了解输胆管道的组成、位置和开口部位。

□掌握胰的位置、形态及导管开口部位。

**》》》 实验教具**

□标本：打开胸、腹前壁的整体躯干标本（显示内脏及消化管各器官的位置及毗邻关系），头颈部正中矢状切面标本（显示口腔内结构、咽部结构及大唾液腺），全部乳牙和恒牙标本，游离的舌标本，咽后壁打开标本，打开胸前壁并去除肺后显示食管的躯干标本，游离的咽-食管-胃的标本，游离和剖开的胃标本，游离和剖开的小肠标本，游离的大肠标本，剖开的盲肠阑尾标本，剖开的直肠标本，腹盆部正中矢状切面标本，游离的肝标本，游离的胆囊标本，游离的胰标本，肝外胆道-胰-十二指肠标本等。

□模型：头颈部正中矢状切面模型，牙模型，唾液腺模型，食管-主动脉-气管模型，直肠肛管切面模型，肝模型，胰模型，肝外胆道-胰-十二指肠模型等。

□其他：压舌板、镜子、挂图、图谱、课件、教学录像、多媒体数码互动解剖学教学系统等。

## 一、消化系统概述

在打开胸、腹前壁的整体躯干标本上观察。

**消化系统**包括消化管和消化腺。消化管包括口腔、咽、食管、胃、小肠（十二指肠、空肠和回肠）和大肠（盲肠、阑尾、结肠、直肠和肛管），分上、下消化道。大消化腺包括大唾液腺、肝和胰。

## 二、口腔

结合活体，在头颈部正中矢状切面标本、全部乳牙和恒牙标本和牙模型、游离舌标本及唾液腺模型上观察。

**口腔**是消化管的起始部。口腔前壁为上、下唇；两侧壁为**颊**，上颌第 2 磨牙牙冠相对的颊黏膜上有**腮腺管乳头**，为腮腺管的开口；上壁为**腭，**前 2/3 为硬腭，后 1/3 为软腭。软腭形成腭帆、腭垂、腭舌弓和腭咽弓。腭垂、腭帆游离缘、两侧的腭舌弓及舌根共同围成**咽峡**（isthmus of fauces）。注意观察咽峡的位置并理解其临床意义。

**1. 牙**

人类有乳牙和恒牙两组牙，根据形状和功能可分为切牙、尖牙、前磨牙和磨牙。每个牙包括牙冠、牙根和牙颈 3 部分。牙冠和牙颈内部有牙冠腔，牙根内的细管称牙根管。**牙周组织**包括牙周膜、牙槽骨和牙龈 3 部分。

**2. 舌**

舌邻近口腔底部，后 1/3 为舌根，前 2/3 为舌体，舌体前端为舌尖。舌体背面黏膜形成**舌乳头**,包括丝状乳头、菌状乳头、叶状乳头和轮廓乳头。丝状乳头呈白色,遍布于舌背前 2/3;菌状乳头呈红色,散在分布于丝状乳头之间,多见于舌尖和舌侧缘;**叶状乳头**位于舌侧缘的后部,为 4～8 条并列的叶片形的黏膜皱襞;**轮廓乳头**排列于界沟前方,有 7～11 个。舌下面正中线与口腔底前部间有**舌系带**相连。舌系带根部的两侧有**舌下阜**。由舌下阜向口腔底后外侧延续的带状黏膜皱襞为**舌下襞**。舌肌为骨骼肌,分舌内肌和舌外肌 2 部分。**颏舌肌**纤维呈扇形,向后上方分散,止于舌正中线两侧。注意观察颏舌肌的位置并理解其功能。

### 3. 唾液腺

口腔周围的大唾液腺包括腮腺、下颌下腺和舌下腺。**腮腺**位于外耳门前下方,腮腺管开口于平对上颌第 2 磨牙牙冠处颊黏膜上的腮腺管乳头。**下颌下腺**位于下颌下三角内,导管开口于舌下阜。**舌下腺**位于舌下襞的深面,大管有 1 条,与下颌下腺管共同开口于舌下阜;小管有 5～15 条,直接开口于舌下襞黏膜表面。

## 三、咽

在头颈部正中矢状切面标本和模型及咽后壁打开标本上观察。

**咽**位于第 1～6 颈椎前方,上端起于颅底,下端约在第 6 颈椎下缘续接于食管。咽以腭帆游离缘和会厌软骨上缘平面为界,分鼻咽、口咽和喉咽 3 部分。

### 1. 鼻咽

**鼻咽**为咽的上部,上至颅底,下至腭帆游离缘平面。鼻咽向下通口咽,向前经鼻后孔通鼻腔。鼻咽的两侧壁上,距下鼻甲后方约 1 cm 处有**咽鼓管咽口**,咽腔经此口通过咽鼓管与中耳的鼓室相通。咽鼓管咽口的前、上、后方的弧形隆起为咽鼓管圆枕。咽鼓管圆枕后方与咽后壁间的纵行深窝为**咽隐窝**,是鼻咽癌的好发部位。

### 2. 口咽

口咽位于腭帆游离缘与会厌上缘平面之间,向前与口腔相通。口咽的侧壁上有腭扁桃体。

### 3. 喉咽

喉咽是咽的最下部,上起自会厌上缘平面,下至第 6 颈椎体下缘平面,向前经喉口通喉腔,向下与食管相续。喉口两侧的**梨状隐窝**常为异物滞留的部位。

## 四、食管

在打开胸、腹前壁的整体躯干标本、打开胸前壁并去除肺后显示食管的躯干标本、游离的咽-食管-胃标本和食管-主动脉-气管模型上观察。

**食管**上端与咽相续,下端与胃连接,分颈部、胸部和腹部 3 段。采用软管模拟胃管插入,注意观察食管的 3 处生理性狭窄,即食管的起始处、食管在左主支气管的后方与其交叉处和通过膈的食管裂孔处。这 3 处狭窄距离上颌中切牙分别约为 15 cm、25 cm 和 40 cm。

## 五、胃

在打开胸、腹前壁的整体躯干标本、游离的咽-食管-胃标本及游离和剖开的胃标本上观察。

胃的大部分位于左季肋区，小部分位于腹上区。

胃分大、小弯，入、出口及 4 部。**胃小弯**凹向右上方，**胃大弯**凸向左下方。胃的入口为**贲门**，与食管相连，出口为**幽门**，与十二指肠相连。贲门附近的部分为**贲门部**，贲门平面以上的部分为**胃底**，中间大部分为**胃体**，幽门附近的为**幽门部**。幽门部包括右侧的幽门管和左侧的幽门窦。

胃壁内面有黏膜，胃空虚时形成皱襞，充盈时变平坦。幽门内面的黏膜形成环形的皱襞，称幽门瓣。胃的肌层在幽门处增厚的部分称幽门括约肌。

## 六、小肠

在打开胸、腹前壁的整体躯干标本及游离和剖开的小肠标本上观察。

小肠起自胃的幽门，终末端延续于盲肠，分为十二指肠、空肠和回肠 3 部分。

**1. 十二指肠**

**十二指肠**整体呈"C"型，包绕胰头，可分上部、降部、水平部和升部 4 部。在十二指肠降部后内侧壁上有**十二指肠大乳头**，为肝胰壶腹的开口处。十二指肠升部与空肠间转折处形成十二指肠空肠曲。十二指肠空肠曲被十二指肠悬肌固定于右膈脚上。十二指肠悬肌和包绕其下段表面的腹膜皱襞共同构成**十二指肠悬韧带**，又称 Treitz 韧带，该韧带是确定空肠起始的重要标志。

**2. 空肠与回肠**

**空肠**与回肠上端起自十二指肠空肠曲，下端接续盲肠。空肠和回肠一起被小肠系膜悬系于腹后壁，合称为系膜小肠，两者间并无明显界限。空肠管壁厚，黏膜皱襞高而密，有孤立淋巴滤泡，而回肠的管壁薄，黏膜皱襞低而疏，有集合淋巴滤泡。

## 七、大肠

在打开胸、腹前壁的整体躯干标本、游离的大肠标本、剖开的盲肠阑尾标本、剖开的直肠标本、腹盆部正中矢状切面标本及直肠肛管切面模型上观察。

大肠是消化管的下段，可分为盲肠、阑尾、结肠、直肠和肛管 5 部分。结肠和盲肠上有 3 种特征性的结构：结肠带、结肠袋和肠脂垂。肠壁纵行肌增厚形成**结肠带**，共 3 条，均汇集于阑尾根部；肠壁向外膨出的囊状突起为**结肠袋**；沿结肠带两侧分布的脂肪小突起为**肠脂垂**。

盲肠位于右髂窝内，其下端后内侧壁上有阑尾附着。阑尾根部体表投影点为McBurney点，位于右髂前上棘与脐连线的中、外1/3交点处。注意理解阑尾炎的临床体征。

结肠整体呈"M"形，分为升结肠、横结肠、降结肠和乙状结肠4部分。乙状结肠沿左髂窝入盆腔移行为直肠，直肠沿骶、尾骨前面下行续于肛管，肛管下端终于肛门。直肠在盆腔内形成突向后的直肠骶曲和弯向前的直肠会阴曲。肛管内面有肛柱、肛瓣及肛窦。各肛柱下端与各肛瓣边缘的锯齿状环行线称齿状线(dentate line)，是内、外痔的分界线。注意观察齿状线的形态并理解其临床意义。

## 八、肝及肝外胆道系统

### 1. 肝

在打开胸、腹前壁的整体躯干标本及游离的肝标本和肝模型上观察。

**肝**大部分位于右季肋区和腹上区，小部分位于左季肋区。

肝的上面(膈面)借**镰状韧带**分为左、右两叶。肝的下面(脏面)有"H"形的沟裂，左侧纵沟前部为**肝圆韧带裂**，有**肝圆韧带**通过；后部为**静脉韧带裂**，容纳**静脉韧带**。右侧纵沟前部为**胆囊窝**，容纳**胆囊**，后部为**腔静脉沟**，有**下腔静脉穿行**。横沟位于肝脏面正中，有肝左、右管，肝固有动脉左、右支，肝门静脉左、右支等由此出入，形成**肝门**(porta hepatis)。这些出入肝门的结构被结缔组织包绕，构成**肝蒂**。"H"形沟将肝脏面分为肝左叶、肝右叶、方叶和尾状叶。

### 2. 肝外胆道系统

在打开胸、腹前壁的整体躯干标本、游离的胆囊标本及肝外胆道-胰-十二指肠标本和模型上观察。

肝外胆道系统包括胆囊和输胆管道(肝左管、肝右管、肝总管和胆总管)。

(1)**胆囊**　胆囊贮存和浓缩胆汁，分底、体、颈、管4部分。胆囊管、肝总管和肝的脏面围成**胆囊三角**(或称Calot三角)，常有胆囊动脉通过，是胆囊手术中寻找胆囊动脉的标志。

(2)输胆管道　肝左、右管汇合形成肝总管。肝总管与胆囊管汇合成胆总管。胆总管与胰管汇合形成膨大的肝胰壶腹(或称Vater壶腹)，开口于十二指肠大乳头。肝胰壶腹周围有肝胰壶腹括约肌(或称Oddi括约肌)包绕，该括约肌可控制胆汁向十二指肠内排放。注意理解进食和未进食情况下胆汁的排泄途径。

## 九、胰

在打开胸、腹前壁的整体躯干标本、游离的胰标本和模型及肝外胆道-胰-十二指肠标本和模型上观察。

　　**胰**位于腹后壁,横位于腹上区和左季肋区,右端被十二指肠环抱,左端抵达脾门。胰分头、颈、体、尾4部分。胰管与胆总管汇合成肝胰壶腹,开口于十二指肠大乳头。

（梁　亮）

# 第五章　呼吸系统

>>> **概要**

　　呼吸系统由呼吸道和肺组成。呼吸道包括鼻、咽、喉、气管及支气管等。通常称鼻、咽、喉为上呼吸道，气管和各级支气管为下呼吸道。肺由肺实质和肺间质组成，前者包括支气管树和肺泡；后者包括结缔组织、血管、淋巴管、淋巴结和神经等。呼吸系统的主要功能是进行气体交换，此外还有发音、嗅觉、协助静脉血回流入心等。

>>> **实验目的与要求**

　　□掌握呼吸系统的组成及上、下呼吸道的概念。

　　□掌握鼻腔的分部及其形态结构；掌握鼻旁窦的位置及其开口。了解外鼻的形态结构。

　　□掌握喉的位置及喉软骨的形态特征；掌握喉腔的分部及形态结构。

　　□掌握气管的位置及结构特点；掌握左、右主支气管的形态差别及其临床意义。

　　□掌握肺的形态、位置及分叶。了解支气管树及支气管肺段的概念。

　　□掌握胸膜和胸膜腔的概念。了解壁胸膜的分部和胸膜隐窝的位置。

　　□掌握纵隔的定义及分部。

>>> **实验教具**

　　□标本：打开胸前壁的头-颈-胸呼吸系统完整标本，头颈部正中矢状切面标本，经鼻腔的头颈部冠状切面标本，颅骨正中矢状切面标本，游离和剖开的喉部标本，喉腔冠状、正中矢状切面标本，游离和剖开的气管-支气管标本，支气管树标本，游离的肺标本，打开胸腔显示肺和胸膜的标本，纵隔标本等。

　　□模型：呼吸系统总览模型，经鼻腔的头颈部冠状切面模型，头颈部正中矢状切面模型，喉软骨模型，喉腔正中矢状切面模型，支气管-肺模型，支气管树模型，支气管肺段模型，纵隔模型等。

□其他：挂图、图谱、课件、教学录像、多媒体数码互动解剖学教学系统等。

## 一、呼吸系统概述

在打开胸前壁的头-颈-胸呼吸系统完整标本及呼吸系统总览模型上观察。

呼吸系统由呼吸道和肺组成。呼吸道包括鼻、咽、喉、气管及支气管等。鼻、咽、喉为上呼吸道，气管和各级支气管为下呼吸道。

## 二、鼻

结合活体，在头颈部正中矢状切面标本和模型、经鼻腔的头颈部冠状切面标本和模型及颅骨正中矢状切面标本上观察。

鼻是呼吸道的起始部，包括外鼻、鼻腔和鼻旁窦 3 部分。

### 1. 外鼻

外鼻位于颜面部的中央，包括鼻根、鼻背和鼻尖，鼻尖两侧扩大为鼻翼。

### 2. 鼻腔

鼻腔是由骨和软骨构成的空腔，被鼻中隔分为左右两半。鼻阈将每侧鼻腔分为前方的鼻前庭和后方的固有鼻腔。鼻腔外侧壁自上而下可见上、中、下鼻甲，每个鼻甲下方的上、中、下鼻道。上鼻甲的后上方与蝶骨体之间有蝶筛隐窝。紧邻下鼻甲的前下方可见鼻泪管的开孔。

### 3. 鼻旁窦

鼻旁窦是鼻腔周围含气颅骨的腔，开口于鼻腔，共有 4 对：额窦、筛窦、蝶窦和上颌窦。**额窦**位于额骨眉弓的深部，开口于中鼻道。**筛窦**位于鼻腔上方的筛骨迷路内，分为**前、中、后筛窦**。前、中筛窦开口于中鼻道，后筛窦开口于上鼻道。**蝶窦**位于蝶骨体内，开口于蝶筛隐窝。**上颌窦**位于上颌体内，开口于中鼻道。注意观察并理解上颌窦的临床意义。

## 三、喉

在游离和剖开的喉部标本、喉软骨模型、喉腔冠状切面标本及喉腔正中矢状切面标本和模型上观察。

喉位于喉咽的前方，第 3～6 颈椎之间。

### 1. 喉软骨

喉软骨是构成喉的支架，包括甲状软骨、环状软骨、会厌软骨和成对的杓状软骨等。**甲状软骨**由两片互相融合的呈四边形的左、右软骨板组成。两软骨板愈合处称前角，软骨板的后方向上、下发出上角和下角。**环状软骨**位于甲状软骨下方，由前部低窄的环状软骨弓和后部高阔的坏状软骨板组成。**会厌软骨**位于舌骨体后方,上宽下窄,形似叶片,下端借甲状会厌韧带附着于甲状软骨前角后面。**杓状软骨**成对,呈三棱锥形,位于环状软骨板上缘两侧。杓状软骨底向前伸出声带突,向外侧伸出肌突。

**2. 喉腔**

喉腔上起自喉口,下连气管。喉腔侧壁有前庭襞和声襞,将喉腔分为**喉前庭**、**喉中间腔**和**声门下腔**。两侧前庭襞之间的裂隙称为前庭裂。两侧声襞及杓状软骨底和声带突之间的裂隙称为**声门裂**,是喉腔最狭窄之处。

## 四、气管和支气管

在打开胸前壁的头-颈-胸呼吸系统完整标本、游离和剖开的气管-支气管标本及支气管-肺模型上观察。

气管由前方的"C"形气管软骨和后方封闭的平滑肌膜壁构成,至胸骨角平面分为左、右主支气管。气管杈的内面可见矢状位的气管隆嵴,气管隆嵴是支气管镜检查的重要标志。**左主支气管**细、长,斜行;**右主支气管**短、粗,直行。注意理解"气管异物多易进入右主支气管"。

## 五、肺

### 1. 肺的位置及形态

在打开胸前壁的头-颈-胸呼吸系统完整标本、游离的肺标本及支气管-肺模型上观察。

**肺**位于胸腔内,在膈的上方、纵隔的两侧。**左肺**狭而长,借**斜裂**分为上、下两叶;右肺宽而短,借斜裂和水平裂分为上、中、下三叶。肺有一尖、一底、三面、三缘。肺的上端钝圆,为**肺尖**,突入颈根部。肺的内侧面中央的椭圆形凹陷称**肺门**(hilum of lung),内有主支气管、血管、淋巴管和神经出入。它们被结缔组织包裹,统称为**肺根**(root of lung)。注意观察左、右肺根处各结构的排列关系。

### 2. 支气管树和肺段

在支气管树标本和模型及支气管肺段模型上观察。

全部各级支气管在肺内反复分支形成支气管树。每一肺段支气管及其分布区域的肺组织为**支气管肺段**,简称肺段,是独立的功能单位。通常左、右肺各有10个肺段。注意观察肺段的形态结构并理解其临床意义。

## 六、胸膜

在打开胸腔显示肺和胸膜的标本上观察。

胸膜是衬覆于胸壁内面、膈上面、纵隔两侧面和肺表面等处的一层浆膜,分为脏胸膜和壁胸膜。脏胸膜覆盖于肺表面。壁胸膜分为**肋胸膜**、**膈胸膜**、**纵隔胸膜**、**胸膜顶**4部分。两层胸膜之间形成密闭、狭窄、呈负压的**胸膜腔**。不同部分的壁胸膜返折并相互移行处的胸膜腔,即使在深吸气时,肺缘也不能达到其内,故称**胸膜隐窝**。胸膜隐窝包括肋膈隐窝、肋纵隔隐窝和膈纵隔隐窝。注意探查胸膜和肺的下界及肋胸膜与膈胸膜间的**肋膈隐窝**,理解"胸膜腔积液常先积存于肋膈隐窝"。

## 七、纵隔

在显示纵隔的标本和模型上观察。

**纵隔**(mediastinum)位于左、右侧纵隔胸膜之间,以胸骨角平面分为上纵隔和下纵隔;下纵隔又以心包为界,分为前、中、后纵隔。

（梁 亮）

# 第六章　泌尿系统

>>> **概要**

　　泌尿系统由肾、输尿管、膀胱及尿道 4 部分组成,其主要功能是排出机体内溶于水的代谢产物,保持机体内环境的平衡和稳定。肾生成尿液,由输尿管输送尿液至膀胱(储存尿液的器官),经尿道排出体外。此外,肾还有内分泌功能。

>>> **实验目的与要求**

　　□掌握泌尿系统的组成及其功能。

　　□掌握肾的形态、位置及构造。熟悉肾的被膜。

　　□掌握输尿管的位置及其狭窄的位置。

　　□掌握膀胱的外形、位置和膀胱三角的位置和功能。

　　□了解女性尿道的形态特点和开口部位。

>>> **实验教具**

　　□标本:打开腹壁的人体标本(显示腹后壁的脏器),离体的男、女性泌尿系统标本,完整肾标本和肾冠状切面标本,腹部横切面、正中矢状切面标本,男、女性盆腔正中矢状切面标本等。

　　□模型:完整肾模型和肾冠状切面模型,腹部横切面、正中矢状切面模型,男、女性盆腔正中矢状切面模型等。

　　□其他:挂图、图谱、课件、教学录像、多媒体数码互动解剖学教学系统等。

## 一、泌尿系统概述

在打开腹壁的人体标本(显示腹后壁的脏器)及离体的泌尿系统标本上观察。泌尿系统由肾、输尿管、膀胱及尿道 4 部分组成。

## 二、肾

在打开腹壁的人体标本(显示腹后壁的脏器)、完整肾标本和模型、肾冠状切面标本和模型及腹部横切面、正中矢状切面标本和模型上观察。

**1. 肾的位置**

肾位于腹后壁上部脊柱的两侧,略呈八字形排列,左肾高于右肾。肾门约平第 1 腰椎体平面,在腰背部的体表投影为**肾区**,位于竖脊肌外侧缘与第 12 肋的夹角处,注意理解其临床意义。

**2. 肾的形态**

肾的上端宽而薄,下端窄而厚;肾的内侧缘凹陷形成**肾门**(renal hilum),有肾动脉、肾静脉、神经、淋巴管及肾盂穿行,形成**肾蒂**。由肾门伸入肾实质的凹陷为**肾窦**,内含肾血管、肾小盏、肾大盏、肾盂和脂肪组织等。

**3. 肾的结构**

在肾的冠状切面上,可见浅部的**肾皮质**和深部的**肾髓质**。肾髓质由**肾锥体**组成,相邻肾锥体间被肾柱(肾皮质)所分隔;肾锥体尖端钝圆,为肾乳头,其顶端有许多小孔,为乳头孔;包绕在肾乳头周围的漏斗状结构为**肾小盏**;2～3 个肾小盏合成一个**肾大盏**;2～3 个肾大盏汇合成一个**肾盂**;肾盂呈漏斗状,出肾门,移行为输尿管。

**4. 肾的被膜**

肾的表面有 3 层被膜,由内向外依次为**纤维囊**、**脂肪囊**和**肾筋膜**。

## 三、输尿管

在打开腹壁的人体标本(显示腹后壁的脏器)上观察。

输尿管起自肾盂,沿腰大肌表面下行,于界线处入盆腔达膀胱底,终于膀胱;可分为**输尿管腹部**、**盆部**和**壁内部**。输尿管的 3 个狭窄分别位于肾盂与输尿管移行处、小骨盆入口输尿管跨越髂血管前方处和输尿管壁内部。注意观察输尿管狭窄的位置并理解其临床意义。

## 四、膀胱

在离体的男、女性泌尿系统标本及男、女性盆腔正中矢状切面标本和模型上观察。

**1. 膀胱的位置与毗邻**

膀胱位于小骨盆腔内,耻骨联合后方。男性膀胱后方为精囊、输精管壶腹和直肠,下方为前列腺;女性膀胱后方为子宫和阴道,下方为尿生殖膈。

**2. 膀胱的形态与结构**

膀胱呈三棱锥体形,分为**膀胱尖**、**膀胱体**、**膀胱底**及**膀胱颈** 4 部分。膀胱底内面尿道内口与左、右输尿管口之间的三角形区域为**膀胱三角**（trigone of bladder）。左、右输尿管口之间有输尿管间襞。

## 五、尿道

在离体的女性泌尿系统标本上观察。

女性尿道起自膀胱的尿道内口，终于阴道前庭，较男性尿道宽、短、直。男性尿道见男性生殖系统。

（张媛媛）

# 第七章 生殖系统

>>> **概要**

生殖系统的功能是繁殖后代和形成并保持第二性征,包括内生殖器和外生殖器2部分。内生殖器由生殖腺、生殖管道和附属腺组成;外生殖器则以两性交接器官为主。男性内生殖器包括生殖腺(睾丸)、输精管道(附睾、输精管、射精管和男性尿道)和附属腺(精囊、前列腺和尿道球腺);外生殖包括阴囊和阴茎。女性内生殖器包括生殖腺(卵巢)、输卵管道(输卵管、子宫和阴道)和附属腺(前庭大腺);外生殖器统称为女阴。

>>> **实验目的与要求**

□掌握男、女性生殖系统的组成及主要功能。

□掌握睾丸的位置及功能。了解睾丸的形态和结构。

□掌握附睾的位置及功能;掌握输精管的行程和分部;掌握射精管的组成、行径及开口。熟悉精索的位置、形态及构成。

□掌握精囊、前列腺的位置、形态及功能。

□了解阴囊的形态、构造及层次。了解阴茎的组成和分部。

□掌握男性尿道的分部及结构特点。

□掌握卵巢的位置、形态及功能。

□掌握输卵管的位置、分部及其形态结构;掌握子宫的形态、位置及其固定装置。熟悉阴道的形态、位置及阴道穹的组成和毗邻。

□了解女性外生殖器的组成。

□熟悉乳房的位置、形态及其结构特点。

□了解会阴的结构及分部。

>>> **实验教具**

□标本:男、女性盆腔正中矢状切面标本,男、女性生殖器标本(离体),男性泌尿生殖器串联标本,女性泌尿生殖系统标本,成年女性乳房标本,男、女性骨盆标本,男、女性会阴标本。

□模型:男、女性盆腔正中矢状切面模型,男、女性泌尿生殖系统模型,女性内生殖器冠状切面模型,乳房和乳房结构模型,男、女性骨盆模型(显示尿生殖膈和盆膈),男、女性会阴模型(显示盆膈下结构)。

□其他:挂图、图谱、课件、教学录像、多媒体数码互动解剖学教学系统等。

## 一、男性生殖系统

### 1. 男性内生殖器

在男性生殖器标本(离体)、男性泌尿生殖器串联标本及男性泌尿生殖系统模型上观察。

**睾丸**位于阴囊内,左右各一,呈微扁的椭圆体。附睾呈新月形,紧贴睾丸的上端和后缘。附睾尾向上弯曲移行为**输精管**,呈坚实的圆索状,分为睾丸部、精索部、腹股沟管部和盆部4个部分,至膀胱底的后面,末端膨大成输精管壶腹。**精囊**为长椭圆形的囊状器官,位于膀胱底的后方,输精管壶腹的下外侧,其排泄管与输精管壶腹的末端合成**射精管**(ejaculatory duct),向前下穿前列腺实质。**前列腺**呈前后稍扁的栗子形,位于膀胱与尿生殖膈之间。**尿道球腺**为一对豌豆大小的球形腺体,位于尿生殖膈内。**精索**(spermatic cord)为一对柔软的圆索状结构,由腹股沟管腹环经腹股沟管延至睾丸上端,由输精管、睾丸动脉、蔓状静脉丛、输精管动脉、输精管静脉、神经、淋巴管和腹膜鞘突残余等构成。

### 2. 男性外生殖器

在男性生殖器标本(离体)及男性泌尿生殖系统模型上观察。

**阴囊**为一皮肤囊袋,阴囊壁由皮肤和肉膜组成。**阴茎**由2个阴茎海绵体(阴茎的背侧)和1个尿道海绵体(阴茎的腹侧)组成。尿道海绵体有尿道贯穿其全长,前端膨大为阴茎头,后端膨大为尿道球,头的尖端有尿道外口。阴茎皮肤自阴茎颈向前返折,形成双层游离的环形皱襞包绕阴茎头,称为**阴茎包皮**。在阴茎头腹侧中线上,连于尿道外口下端与包皮之间的皮肤皱襞为**包皮系带**。

### 3. 男性尿道

在男性泌尿生殖器串联标本及男性盆腔正中矢状切面标本和模型上观察。

男性尿道起自膀胱的尿道内口,止于尿道外口,可分为**前列腺部、膜部和海绵体部**3部,有尿道内口、尿道膜部和尿道外口3个狭窄,有**前列腺部、尿道球部和尿道舟状窝**3个膨大,有**耻骨下弯**和**耻骨前弯**2个弯曲。

## 二、女性生殖系统

### 1. 女性内生殖器

在女性盆腔正中矢状切面标本和模型、女性骨盆标本和模型、女性泌尿生殖系统标本和模型、女性生殖器标本（离体）及女性内生殖器冠状切面模型上观察。

**卵巢**呈扁卵圆形，位于盆腔侧壁髂内、外动脉所夹成的卵巢窝内。卵巢悬韧带起自小骨盆入口侧缘，向下连于卵巢上端；卵巢固有韧带自卵巢下端连于子宫底。

**输卵管**位于子宫底的两侧，自外侧向内侧依次为漏斗部、壶腹部、峡部和子宫部。其中，峡部为输卵管结扎部位，壶腹部为卵子受精部位。

**子宫**呈前后略扁、倒置的梨形，可分底、体、颈3部分。其中，体与颈交界处为子宫峡。子宫腔位于子宫体内，呈倒置的三角形。子宫颈管位于子宫颈内，呈梭形。子宫位于小骨盆中央，膀胱与直肠之间，下接阴道，两侧有输卵管、卵巢及子宫阔韧带。子宫借**子宫阔韧带**（限制子宫向两侧移动）、**子宫主韧带**（维持子宫颈位置正常）、**子宫圆韧带**和**子宫骶韧带**（协同维持子宫前倾前屈位）等维持其轻度的**前倾前屈位**。

**阴道**上连子宫，下端以阴道口开口于阴道前庭，前邻膀胱、尿道，后邻直肠。阴道上端包绕子宫颈阴道部，阴道壁与子宫颈之间形成的环状结构为**阴道穹**，其阴道穹后部最深，紧邻直肠子宫陷凹。

### 2. 女性外生殖器

在女性会阴标本和模型上观察。

女性外生殖器包括阴阜、大阴唇、小阴唇、阴蒂等。两侧小阴唇之间的裂隙为**阴道前庭**，有尿道外口和阴道口及附属腺（前庭大腺）的开口。

## 三、乳房和会阴

### 1. 乳房

在成年女性乳房标本及乳房和乳房结构模型上观察。

成年女性乳房呈半球形，中央有乳头，其位置通常在第4肋间隙或第5肋与锁骨中线相交处；乳头顶端有输乳管的开口，乳头周围为乳晕，表面有颗粒状的乳晕腺。乳房由皮肤、纤维组织、脂肪组织和乳腺构成。乳腺叶和输乳管均以乳头为中心，呈放射状排列。乳腺周围的纤维组织发出许多小的纤维束，连于乳房皮肤与乳腺深面的胸肌筋膜之间，称为**乳房悬韧带**（suspensory ligament of breast）或 Cooper 韧带。

### 2. 会阴

在男、女性会阴标本和模型及男、女性骨盆标本和模型上观察。

外生殖器与肛门之间的软组织为**狭义会阴**；封闭小骨盆下口的全部软组织为**广义会阴**，分为尿生殖三角和肛三角。盆膈上、下筋膜及其间的肛提肌和尾骨肌组成盆膈，封闭骨盆下口大部分，有直肠通过。尿生殖膈上、下筋膜及其间的会阴深横肌和尿道括约肌组成尿生殖膈，封闭盆膈裂孔；男性有尿道通过，女性有尿道和阴道通过。

（张媛媛）

# 第八章　腹　膜

>>> **概要**

　　腹膜是一层薄而光滑的浆膜，分为壁腹膜和脏腹膜。腹膜腔是指壁、脏腹膜互相移行而围成的不规则潜在性间隙，内含少量浆液。男性腹膜腔完全封闭；女性腹膜腔可借输卵管腹腔口，经输卵管、子宫、阴道与外界相通。腹膜具有分泌、吸收、保护、支持、修复等功能。腹、盆腔器官根据被覆腹膜面积的大小，可分为腹膜内位器官、腹膜间位器官和腹膜外位器官3类。腹膜在体内可形成网膜、系膜、韧带及腹膜襞、腹膜隐窝和陷凹等结构。

>>> **实验目的与要求**

　　☐掌握壁腹膜、脏腹膜和腹膜腔的概念。
　　☐掌握腹膜与腹、盆腔脏器的关系。
　　☐掌握腹膜形成的结构（韧带、网膜、系膜和陷凹）。了解小网膜的位置、分部与内容；了解大网膜的位置；了解网膜囊的组成及网膜孔。

>>> **实验教具**

　　☐标本：男、女性盆腔正中矢状切面标本，打开腹前壁的腹膜腔标本（脏器和腹壁有完整腹膜覆盖）等。
　　☐模型：腹膜模型，腹腔正中矢状切面、水平切面模型，男、女性盆腔正中矢状切面模型等。
　　☐其他：挂图、图谱、课件、教学录像、多媒体数码互动解剖学教学系统等。

## 一、腹膜概述

　　在打开腹前壁的腹膜腔标本、腹膜模型和腹腔正中矢状切面、水平切面模型上观察。

　　腹膜是覆盖于腹、盆腔壁内和腹、盆腔脏器表面的薄而光滑的浆膜。覆盖于腹、盆腔壁内的为**壁腹膜**或腹膜壁层，覆盖于腹、盆腔脏器表面的腹膜为**脏腹膜**或腹膜脏层。两者转折移行形成**腹膜腔**。

以胃、肝、肾为例，理解腹、盆腔器官与脏腹膜的关系。脏器表面几乎全部被腹膜所覆盖的为**腹膜内位器官**（胃）；脏器表面大部分被腹膜所覆盖的为**腹膜间位器官**（肝）；脏器仅一面被腹膜所覆盖的为**腹膜外位器官**（肾），临床上又称腹膜后位器官。

## 二、网膜和网膜囊

在打开腹前壁的腹膜腔标本、腹膜模型和腹腔正中矢状切面、水平切面模型上观察。

连结在肝门与胃小弯和十二指肠上部之间的双层腹膜结构为**小网膜**。肝门与胃小弯之间的为**肝胃韧带**；肝门与十二指肠上部之间的为**肝十二指肠韧带**（hepatoduodenal ligament），其中有肝固有动脉、胆总管和肝门静脉。注意三者的排列关系，肝固有动脉和胆总管位于浅层，肝门静脉位于两者后方。肝十二指肠韧带后方为网膜孔。小网膜和胃后方为**网膜囊**。注意探查网膜囊的六壁和网膜孔的围成。覆盖于空、回肠和横结肠前方的为大网膜，注意理解其为"连于胃大弯与横结肠之间的双层腹膜返折"。

## 三、系膜

在打开腹前壁的腹膜腔标本及腹膜模型上观察。

横结肠与腹后壁之间的双层腹膜结构为**横结肠系膜**。横结肠下方，连结空、回肠与腹后壁的结构为**肠系膜**。注意比较儿童和成人肠系膜的特点，理解"儿童易患肠套叠及肠扭转"。在右髂区，连于阑尾的腹膜是**阑尾系膜**，注意其中阑尾动脉的位置。在左髂区，与乙状结肠相连的为**乙状结肠系膜**。该系膜较长，故乙状结肠活动度大，注意理解"乙状结肠容易发生肠扭转"。

## 四、肝、胃和脾的韧带

在打开腹前壁的腹膜腔标本及腹膜模型上观察。

除肝、胃韧带和肝十二指肠韧带外，肝的上方与膈之间有左右走向的双层腹膜，为**冠状韧带**，其前、后层之间为肝裸区，冠状韧带左、右两端前后层黏合为**左、右三角**韧带。前后走向的镰状韧带及其游离缘内有**肝圆韧带**。胃大弯与横结肠之间的双层腹膜为胃结肠韧带，是大网膜的上部；胃底和胃大弯上部与脾门之间的双层腹膜为胃脾韧带；脾门与左肾之间的双层腹膜为脾肾韧带。

## 五、隐窝和陷凹

### 1. 隐窝

在打开腹前壁的腹膜腔标本及腹膜模型上观察。

肝右叶下方深部与右肾之间为**肝肾隐窝**,注意理解"肝肾隐窝为仰卧位时腹膜腔最低的部位"。在腹前壁下部内面,有从外下斜向内上方的脐外侧襞(内含腹壁下动脉和静脉),其下部内、外侧的浅凹分别是腹股沟内侧窝和腹股沟外侧窝;腹股沟腹环位于腹股沟外侧窝。

### 2. 陷凹

在男、女性盆腔正中矢状切面标本和模型上观察。

主要的腹膜陷凹位于盆腔内,是由腹膜在盆腔脏器之间移行折返形成的。男性有**直肠膀胱陷凹**,女性有膀胱子宫陷凹与**直肠子宫陷凹**(注意其与阴道穹后部的关系)。

（张媛媛）

# 第九章 心血管系统

>>> **概要**

　　心血管系统由心、动脉、毛细血管和静脉组成。心是血液循环的"动力泵",包括左、右心房和左、右心室 4 个心腔;动脉运送血液离心,在行程中不断分支,最终移行为毛细血管;毛细血管是血液与组织液进行物质交换的场所;静脉由毛细血管汇合而成,运送血液回心。血液在神经、体液的调节下,沿心血管系统循环流动,可分为体循环和肺循环。体循环是指血液自左心室搏出,经主动脉及其分支至全身毛细血管,并在此与周围的组织、细胞进行物质和气体交换,再通过各级静脉,最后经上、下腔静脉和冠状窦汇入右心房;肺循环是指血液自右心室搏出,经肺动脉干及其分支至肺泡壁毛细血管,在此处进行气体交换后,再经肺静脉汇入左心房。

>>> **实验目的与要求**

　　□掌握心的位置、外形和各心腔的入、出口。熟悉各心腔内的主要结构;熟悉心间隔的形态和薄弱区。了解心壁的结构。

　　□掌握心传导系的组成、位置及功能;掌握左、右冠状动脉的起止和行程;掌握冠状窦的位置和开口;掌握心包的构成。熟悉冠状动脉的主要分支及分布;熟悉心大、中、小静脉的行程。了解心包窦的位置和心的体表投影。

　　□熟悉肺动脉干和左、右肺动脉的起止、行程及动脉韧带的位置。了解肺循环静脉的组成。

　　□掌握主动脉的起止、行程和分部;掌握颈动脉窦的位置、形态和作用;掌握锁骨下动脉的三大分支;掌握掌浅弓、掌深弓的组成和意义。熟悉升主动脉、主动脉弓、胸主动脉的起止、位置和主要分支;熟悉颈总、颈外动脉的起始、行程和分支;熟悉锁骨下动脉与腋动脉、肱动脉、桡动脉和尺动脉的移行关系。了解上肢各动脉的主要分支。

　　□掌握腹主动脉的成对脏支和不成对脏支的名称及其主要分支。熟悉髂内动脉的分支和分布;熟悉髂外动脉、股动脉、腘动脉、胫前动脉、胫后动脉和足背动脉的移行关系。了解腹主动脉的壁支;了解下肢各动脉的主要分支。

□熟悉头、颈、四肢主要动脉的切脉点和压迫止血点。

□掌握上、下腔静脉的组成、起止、主要属支的名称、位置和收集范围;掌握上、下肢主要浅静脉的位置、行程和注入部位;掌握颈内静脉的起止、行程和属支;掌握肝门静脉的组成、主要属支的名称、收集范围及其与上、下腔静脉吻合的主要部位。熟悉奇静脉的起止和行程。了解颅内、外静脉的交通;了解半奇静脉、副半奇静脉的起止和行程。

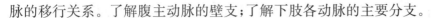

**》 实验教具**

□标本:纵隔标本,未剖开和剖开心包的离体心标本,未打开和打开心腔的离体心标本,去除心底、保留瓣膜环的离体心标本,保留血管的离体心标本,游离的心-肺联合标本,牛心标本,完整人体标本(示全身动脉),带大血管的离体心标本,带头颈-纵隔标本,颅底标本,游离上肢血管标本,手动脉标本,腹膜后隙标本,保留腹腔器官的腹部标本,盆腔动脉标本,游离下肢血管标本,全身浅静脉标本,显示腹后壁静脉的腹部标本,肝门静脉系标本,奇静脉系标本等。

□模型:纵隔模型,心模型,心纤维性支架模型,心传导系模型,头颈部正中矢状切面模型,头颈部整体模型,手动脉模型,胸、腹壁打开的模型,男、女性盆腔正中矢状切面模型,全身浅静脉模型,奇静脉系模型,肝门静脉系模型等。

□其他:挂图、图谱、课件、教学录像、多媒体数码互动解剖学教学系统等。

# 一、心

## 1. 心的位置和外形

结合活体,在纵隔标本和模型、剖开心包的离体心标本、未打开心腔的离体心标本和心模型上观察。

(1)位置　心位于中纵隔内,外面裹以心包,约2/3在正中线的左侧,1/3在正中线的右侧。心的前面有小部分未被肺和胸膜覆盖,隔心包与左侧第4~6肋软骨相邻,故心内注射常经左侧第4肋间隙胸骨左缘进针。

(2)外形　心似倒置的圆锥体。观察者可将右拳置于胸前,将心按右拳位置进行摆放,确定最左前下方的**心尖**所在,其体表投影位于左侧第5肋间隙、锁骨中线内侧1~2 cm处,可在此处触及心尖搏动。与心尖对应的为**心底**,朝向右后上方。胸肋面朝向前上方,膈面几乎呈水平位,朝向下并略朝后。心的下缘近水平位,左、右缘圆钝。

心表面有4条沟。**冠状沟**几乎呈额状位(冠状位),分隔心房和心室;胸肋面的**前室间沟**和膈面的**后室间沟**在心尖切迹汇合,分隔左、右心室。**后房间沟**不明显,分隔左、右心房;后房间沟、后室间沟和冠状沟的相交处称为**房室交点**。

**2. 心腔**

在打开心腔的离体心标本及心模型上观察。

(1)右心房　借助表面纵行的**界沟**和腔面对应的**界嵴**,右心房可分为前方的固有心房和后方的腔静脉窦。固有心房内,由界嵴向前发出许多平行的梳状肌,止于**右房室口**。腔静脉窦的后上方有**上腔静脉口**,后下方有**下腔静脉口**。下腔静脉口与右房室口之间有**冠状窦口**(牵拉开可见透光度增大)。右心房内侧壁(左、右心房之间)为房间隔,其中下部的卵圆形凹陷为**卵圆窝**。

(2)右心室　右心室被弓形的**室上嵴**分为后下方的流入道和前上方的流出道。流入道又称固有心腔,腔面有纵横交错的肌性隆起,称**肉柱**;肉柱部分隆起突入心腔,形成**乳头肌**,分前、后、隔侧 3 群。流入道的入口为**右房室口**,周围有三尖瓣环围绕;三尖瓣附着于该环,借腱索与乳头肌相连;四者在结构和功能上是一个整体,称**三尖瓣复合体**(tricuspid valve complex),共同保证血液定向从右心房流向右心室。流出道又称动脉圆锥,上端借**肺动脉口**通肺动脉干,口边缘附着 3 个半月形的**肺动脉瓣**。

(3)左心房　左心房两侧各有 2 个**肺静脉口**,前下方有**左房室口**。

(4)左心室　左心室以二尖瓣前尖为界,分为左后方的流入道和右前方的流出道 2 部分。流入道的入口为**左房室口**,其周围有二尖瓣环、二尖瓣、腱索和乳头肌共同构成的**二尖瓣复合体**。流出道为主动脉前庭,出口为**主动脉口**,周围附着 3 个半月形的**主动脉瓣**;瓣膜与主动脉壁之间的袋状间隙为**主动脉窦**,主动脉左、右窦分别有左、右冠状动脉的开口。

**3. 心的构造**

在去除心底、保留瓣膜环的离体心标本和心纤维性支架模型上观察。

①心纤维骨骼:即心肌和瓣膜附着处的纤维支架。重点观察 4 个瓣膜纤维环。

②房间隔:分隔左、右心房;其右侧面中下部的**卵圆窝**是房间隔缺损的好发部位。

③室间隔:分隔左、右心室,大部分由较厚的心肌构成,称**室间隔肌部**;在隔的上份、主动脉口前方则较薄,称**室间隔膜部**,是室间隔缺损的好发部位。

**4. 心传导系**

在牛心标本及心传导系模型上观察。

①**窦房结**:位于上腔静脉根部与右心耳之间的心外膜深面,是心的正常起搏点。

②**房室结**：房室交界区的中央部分,位于房间隔下部、冠状窦口前上方的心内膜深面,将来自窦房结的兴奋延搁下传至心室。

③其他：包括房室束、左束支、右束支和 Purkinje 纤维网等。

**5. 心的血管**

在保留血管的离体心标本及心模型上观察。

(1)动脉　营养心的动脉为左、右冠状动脉。

①**左冠状动脉**：发自主动脉左窦,经肺动脉干与左心耳之间向左前行,在左心耳深面分为**前室间支**(下行于前室间沟内)和**旋支**(也称左旋支,沿冠状沟绕至膈面);主要分布于左半心、右心室部分前壁、室间隔前 2/3 和心传导系(部分)。

②**右冠状动脉**：起于主动脉右窦,经右心耳与肺动脉干之间,沿冠状沟右行,至房室交点附近分为**后室间支**(下行于后室间沟内)和**右旋支**;主要分布于右半心、左心室部分后壁、室间隔后 1/3 和心传导系(主要)。

(2)静脉　心的静脉大部分经冠状窦汇入右心房。**冠状窦**位于心膈面、左心房与左心室间的冠状沟内,收纳心大、中、小静脉。

①心大静脉：在心的胸肋面,起于心尖,伴前室间支循前室间沟上行。

②心中静脉：在心的膈面,起于心尖,伴后室间支循后室间沟上行。

③心小静脉：起于心下缘,伴右冠状动脉沿冠状沟后行汇入冠状窦右端。

**6. 心包**

在未剖开及剖开心包的离体心标本上观察。

心的外周有一膜性囊包裹,即**纤维心包**,向上与大血管外膜相延续。纤维心包的内表面和心的外表面光滑,分别为**浆膜心包**的壁层和脏层(心外膜)。浆膜心包壁、脏两层在大血管根部相互移行,形成**心包腔**。

在心包腔内,浆膜心包壁层、脏层返折处的间隙称为心包窦。心包腔在升主动脉和肺动脉干后方与上腔静脉和左心房前壁前方之间的间隙为**心包横窦**,两侧入口可伸入 1~2 个横指。心包腔在左心房后壁、左右肺静脉、下腔静脉与心包后壁之间的间隙为**心包斜窦**(即在心后方与心包之间的间隙)。心包腔前下部位于心包前壁与膈之间的交角处为**心包前下窦**,心包积液常存于此。从左剑肋角进行心包穿刺,恰可进入该窦。

## 二、动脉

**1. 动脉观察要点**

首先应学习如何在标本上区分动脉与静脉:在同一位置,动脉管腔小、管壁厚、弹性好,多呈圆形;静脉管腔大、管壁薄、弹性差,多呈塌陷状,标本内常残留有血液。

观察全身各区域的动脉主干,以上肢动脉为例,重点掌握锁骨下动脉、腋动脉、肱动脉、尺动脉、桡动脉、掌浅弓和掌深弓的延续关系。

小动脉数量多、变异大,学习过程中涉及动脉的起始、行程和分布,其中起始和行程常有变异,但分布的器官不变。因此,需要学会根据动脉分布的器官来确认血管的名称。

**2. 肺循环的动脉**

在带大血管的离体心标本、纵隔标本和模型及游离的心-肺联合标本上观察。

**肺动脉干**为一短干,起于右心室,向左后上行至主动脉弓的下方处分为左、右肺动脉,分别经左、右肺门入肺。左肺动脉起始处与主动脉弓下壁之间有**动脉韧带**,为胚胎时期动脉导管闭锁的遗迹。

**3. 体循环的动脉**

(1)主动脉的分部 在完整人体标本(示全身动脉)、纵隔标本和模型及腹膜后隙标本上观察。

**主动脉**按行程可分为升主动脉、主动脉弓和降主动脉 3 段,降主动脉在第 12 胸椎高度穿膈的主动脉裂孔处被分为上方的胸主动脉和下方的腹主动脉。

①**升主动脉**:起自左心室主动脉口,向右前上行至右侧第 2 胸肋关节后方延续为主动脉弓,起始部发出左、右冠状动脉。

②**主动脉弓**:在右侧第 2 胸肋关节后方续升主动脉,弓形弯向左后方,在第 4 胸椎体下缘处延续为降主动脉。弓的凸侧发出三大分支,自右向左为**头臂干**、**左颈总动脉**和**左锁骨下动脉**。

③**胸主动脉**:在第 4 胸椎体下缘水平续主动脉弓,自脊柱左前方下行并逐渐转至脊柱前方,在第 12 胸椎体下缘水平穿膈主动脉裂孔,续为腹主动脉。壁支有肋间后动脉、肋下动脉和膈上动脉,脏支有支气管动脉、食管动脉和心包支。

④**腹主动脉**:在膈主动脉裂孔处续于胸主动脉,沿脊柱前方下降至第 4 腰椎体下缘处分为左、右髂总动脉。壁支主要为腰动脉,成对脏支有**肾动脉**、**肾上腺动脉**、**卵巢动脉**或**睾丸动脉**,不成对脏支有**腹腔干**、**肠系膜上动脉**和**肠系膜下动脉**。

⑤**髂总动脉**:本干无分支,行至同侧骶髂关节处分为**髂内动脉**和**髂外动脉**。

(2)颈总动脉及其分支 在完整人体标本(示全身动脉)、带头颈-纵隔标本、颅底标本、头颈部正中矢状切面模型及头颈部整体模型上观察。

①**颈总动脉**:右侧起自头臂干,左侧直接发自主动脉弓,沿食管、气管的外侧上行,至甲状软骨上缘水平分为**颈内动脉**和**颈外动脉**。颈总动脉末端和颈内动脉起始部的膨大部分为**颈动脉窦**(carotid sinus)。颈动脉窦为压力感受器。

②**颈外动脉**:发出的主要分支有**甲状腺上动脉**、舌动脉、**面动脉**、颞浅动脉和

上颌动脉。注意结合颅底标本理解发自上颌动脉的脑膜中动脉的行程。

③**颈内动脉**：在颈部无分支。

（3）锁骨下动脉及其分支　在完整人体标本（示全身动脉）、带头颈-纵隔标本、游离上肢血管标本及手动脉标本和模型上观察。

**锁骨下动脉**右侧起自头臂干，左侧直接起自主动脉弓，主要分支有**椎动脉**（向上）、胸廓内动脉（向下）、**甲状颈干**（发出甲状腺下动脉）和肋颈干。

①**腋动脉**：在第1肋外侧缘续于锁骨下动脉，至大圆肌和背阔肌下缘移行为肱动脉，发出分支至腋窝各壁。前壁为胸肩峰动脉（主要至胸大肌），内侧壁为胸外侧动脉（主要至前锯肌），外侧壁为旋肱前、后动脉（绕肱骨外科颈），后壁为肩胛下动脉及其分支胸背动脉（主要至背阔肌）和旋肩胛动脉（至冈下窝）。

②**肱动脉**：沿肱二头肌内侧下降至肘关节前方，在平桡骨颈处分为尺动脉和桡动脉；发出**肱深动脉**斜向后外侧，伴桡神经向后下走行。

③**尺动脉**和**桡动脉**：尺动脉在尺侧腕屈肌与指浅屈肌之间下行，经豌豆骨桡侧至手掌，其末端与桡动脉掌浅支吻合形成**掌浅弓**（superfical palmar arch）。桡动脉先在肱桡肌深面，后经肱桡肌腱与桡侧腕屈肌腱之间下行，绕桡骨茎突至手背，继而穿第1掌骨间隙入手掌，其末端与尺动脉掌深支吻合形成**掌深弓**（deep palmar arch）。

（4）腹主动脉的不成对脏支　在完整人体标本（示全身动脉）、保留腹腔器官的腹部标本及胸、腹壁打开的模型上观察。

①**腹腔干**：腹主动脉穿主动脉裂孔稍下方发出，短而粗，迅速分为**胃左动脉**、**肝总动脉**和**脾动脉**三大分支。追踪各分支的进一步分支情况，重点观察胃大弯、胃小弯和胃底的血液供应情况。

②**肠系膜上动脉**：约平第1腰椎体高度发出，主要分支有胰十二指肠下动脉、空肠动脉、回肠动脉、**回结肠动脉**（至回肠末端、盲肠、阑尾和升结肠起始部）、**右结肠动脉**（至升结肠）和**中结肠动脉**（至横结肠）。

③**肠系膜下动脉**：约平第3腰椎体高度发出，主要分支有**左结肠动脉**（至降结肠）、**乙状结肠动脉**（至乙状结肠）和**直肠上动脉**（至直肠上段）。

（5）髂内动脉和髂外动脉的分支　在完整人体标本（示全身动脉）、盆腔动脉标本、游离下肢血管标本及男、女性盆腔正中矢状切面模型上观察。

①**髂内动脉**：为一短干，分支有壁支和脏支2种。

壁支包括通过梨状肌上孔的臀上动脉、通过梨状肌下孔的臀下动脉、通过闭孔的闭孔动脉等。注意观察其分布。

脏支包括阴部内动脉和子宫动脉等。阴部内动脉在臀下动脉的前方下行，穿梨状肌下孔出骨盆，继经坐骨小孔至坐骨肛门窝，分布于肛门、会阴部和外生殖器;**子宫动脉**沿盆腔侧壁下行,在子宫颈外侧约 2 cm 处从输尿管的前方跨过并与之交叉,再沿子宫侧缘迂曲上升至子宫底。

②**髂外动脉**:在腹股沟韧带中点深面延续为股动脉。

**股动脉**在股三角内下行,穿收肌腱裂孔至腘窝,移行为腘动脉。股动脉的主要分支为**股深动脉**,发出旋股内、外侧动脉分别至大腿肌内侧群和前群,旋股低外侧动脉可穿动脉至大腿肌后群。

**腘动脉**在腘窝深部下行,至腘肌下缘分为胫前动脉和胫后动脉,沿途发出小分支至膝关节及邻近肌。

**胫前动脉**穿小腿骨间膜至小腿前面,在小腿肌前群之间下行,至踝关节前方移行为足背动脉。

**胫后动脉**沿小腿肌后群浅、深层之间下行,经内踝后方转至足底,分为足底内、外侧动脉。

## 三、静脉

### 1. 静脉观察要点

体循环静脉分浅、深静脉:浅静脉位于浅筋膜内,又称皮下静脉;深静脉与同名动脉伴行,为伴行静脉。一般中等大小动脉的周围有 2 条静脉伴行。

重点观察体循环中上、下肢浅静脉的位置、行程和注入部位,以及肝门静脉系的组成、位置、属支及与上、下腔静脉间的吻合处。

### 2. 肺循环的静脉

在带大血管的离体心标本及游离的心-肺联合标本上观察。

**肺静脉**每侧 2 条,分别为左上、下肺静脉和右上、下肺静脉,起自肺门,止于左心房。

### 3. 体循环的静脉

体循环静脉包括上腔静脉系、下腔静脉系及心静脉系(详见心的静脉)。

(1)头颈部静脉　在带头颈-纵隔标本、头颈部正中矢状切面模型及头颈部整体模型上观察。

①**面静脉**:起于内眦静脉,与面动脉伴行,注入颈内静脉。面静脉可与颅内海绵窦相交通,且缺乏静脉瓣,故面部化脓性感染若处理不当,可致颅内感染。注意理解面部"危险三角"(鼻根到口角两侧的三角区)的解剖学基础。

②**下颌后静脉**:由颞浅静脉和上颌静脉汇合而成,分为前、后两支。前支与面静脉汇合成面总静脉,注入颈内静脉;后支与耳后静脉、枕静脉汇合成颈外静脉。

③**颈外静脉**:在胸锁乳突肌表面下行,注入锁骨下静脉或静脉角。当心脏疾

患或上腔静脉阻塞引起颈外静脉回流不畅时,在胸锁乳突肌表面可见静脉显著充盈,称"颈静脉怒张"。

④**颈内静脉**:收集颅内静脉血,起自颈静脉孔处,行于颈动脉鞘内,至胸锁关节后方,与锁骨下静脉汇合成头臂静脉。汇合处称**静脉角**(venous angle),为淋巴导管注入部位。

⑤**锁骨下静脉**:由腋静脉延续而来,接受颈外静脉的汇入,与颈内静脉汇合成**头臂静脉**。临床上常经锁骨上或锁骨下入路作锁骨下静脉导管插入。

(2)胸部静脉　在胸、腹壁打开的模型及奇静脉系的标本和模型上观察。

①**头臂静脉**:由颈内静脉和锁骨下静脉在胸锁关节后方汇合而成。注意观察汇合处形成的静脉角。

②**上腔静脉**:由左、右头臂静脉汇合而成。沿升主动脉右侧下行,在穿纤维心包之前接受奇静脉的汇入,平第3胸肋关节下缘注入右心房。

③奇静脉系:包括奇静脉、半奇静脉和副半奇静脉等。**奇静脉**起自右腰升静脉,沿食管后方、胸主动脉右侧上行,至第4胸椎体高度向前跨过右肺根,注入上腔静脉,收集右侧肋间后静脉、食管静脉、支气管静脉和半奇静脉的血液。**半奇静脉**起自左腰升静脉,沿胸椎体左侧上行,至第8胸椎体高度,经胸主动脉和食管后方向右注入奇静脉,收集左侧下部肋间后静脉、食管静脉和副半奇静脉的血液。**副半奇静脉**沿胸椎体左侧下行,注入半奇静脉或向右跨过脊柱注入奇静脉,收集左侧上部肋间后静脉的血液。奇静脉系变异较多,观察时应注意。

(3)上肢静脉　在游离上肢血管标本及全身浅静脉标本和模型上观察。

①上肢浅静脉:包括手背静脉网、头静脉、贵要静脉及肘正中静脉。

**头静脉**起自手背静脉网的桡侧,沿前臂桡侧、肘关节前面、肱二头肌外侧沟上行,再经三角肌胸大肌沟至锁骨下窝,注入腋静脉或锁骨下静脉,收集手和前臂桡侧浅层结构的静脉血。

**贵要静脉**起自手背静脉网的尺侧,沿前臂尺侧、肘部前面以及肱二头肌内侧沟上行至臂中点平面,注入肱静脉,或伴肱静脉上行注入腋静脉,收集手和前臂尺侧浅层结构的静脉血。

**肘正中静脉**在肘窝处连接头静脉和贵要静脉。

②上肢深静脉:与同名动脉伴行,多为2条,包括桡静脉、尺静脉、肱静脉及腋静脉。腋静脉在第1肋外侧缘延续为锁骨下静脉。

(4)下肢静脉　在游离下肢血管标本及全身浅静脉标本和模型上观察。

①下肢浅静脉:包括足背静脉网和大、小隐静脉。

**大隐静脉**起自足背静脉弓内侧端,经内踝前方,沿小腿内侧面、膝关节后内侧、大腿内侧面上行,至耻骨结节下外侧3~4 cm处注入股静脉。大隐静脉在注入股静脉前,接受股外侧浅静脉、股内侧浅静脉、阴部外静脉、腹壁浅静脉和旋髂浅静脉等 5 条属支,收集下肢内侧部和大腿前部浅层结构的静脉血。

**小隐静脉**起自足背静脉弓外侧端,经外踝后方,沿小腿后面上行,至腘窝下角处向深部注入腘静脉,收集足外侧部和小腿后部浅层结构的静脉血。

②下肢深静脉:与同名动脉伴行,包括胫前静脉(2 条)、胫后静脉(2 条)、腘静脉及股静脉。

(5)腹盆部静脉    在显示腹后壁静脉的腹部标本及男、女性盆腔正中矢状切面模型上观察。

①**髂总静脉**:由同侧髂外静脉和髂内静脉汇合而成。**髂外静脉**是股静脉的直接延续,**髂内静脉**收集盆腔内同名动脉分布范围内的静脉血。盆腔器官的静脉在器官壁内或表面形成丰富的静脉丛,包括膀胱静脉丛和直肠静脉丛,女性还有子宫静脉丛和阴道静脉丛。

②**下腔静脉**:由左、右髂总静脉汇合而成,沿脊柱右前方上行,经肝的腔静脉沟,穿膈的腔静脉孔进入胸腔,注入右心房。属支包括壁支和脏支。壁支包括膈下静脉和 4 对腰静脉,均与同名动脉伴行;脏支包括**右睾丸(卵巢)静脉**、**肾静脉**、**右肾上腺静脉**和**肝静脉**,左睾丸(卵巢)静脉和左肾上腺静脉回流入左肾静脉。

(6)肝门静脉系    在肝门静脉系的标本和模型上观察。

**肝门静脉**由肠系膜上静脉和脾静脉在胰颈后方汇合而成,经胰颈与下腔静脉之间上行进入肝十二指肠韧带,在肝固有动脉和胆总管的后方进入肝门。肝门静脉的主要属支包括肠系膜上静脉、脾静脉、肠系膜下静脉、胃左静脉、胃右静脉、胆囊静脉和附脐静脉等。肝门静脉系通过**食管静脉丛**、**直肠静脉丛**和**脐周静脉网**与上、下腔静脉相互吻合交通。

(邓雪飞    徐金勇)

# 第十章　淋巴系统

>>> **概要**

　　淋巴系统由淋巴管道、淋巴组织和淋巴器官组成。淋巴管道包括毛细淋巴管、淋巴管、9条淋巴干(成对的腰干、支气管纵隔干、锁骨下干、颈干和1条肠干)和2条淋巴导管(胸导管和右淋巴导管);淋巴组织位于消化管、呼吸道和皮肤等处;淋巴器官包括淋巴结、脾、胸腺和扁桃体等。淋巴液沿淋巴管道和淋巴结向心流动,经静脉角汇入静脉。淋巴系统可协助静脉引流组织液,同时可产生淋巴细胞,进行免疫应答。

>>> **实验目的与要求**

　　□掌握淋巴系统的组成。

　　□掌握胸导管的起始、行程、注入部位和收集范围;掌握右淋巴导管的位置、注入部位和收集范围。熟悉各淋巴干的名称及其引流范围。

　　□掌握脾的位置和形态。了解胸腺的位置和形态;了解全身主要淋巴结群的位置及引流概况。

>>> **实验教具**

　　□标本:全身淋巴系统标本,胸导管及右淋巴导管的标本,游离脾标本,小儿胸腔内胸腺标本等。

　　□模型:全身淋巴系统模型,胸导管及右淋巴导管的模型等。

　　□其他:挂图、图谱、课件、教学录像、多媒体数码互动解剖学教学系统等。

## 一、淋巴管道

　　在全身淋巴系统的标本和模型、胸导管及右淋巴导管的标本和模型上观察。

　　毛细淋巴管以膨大的盲端起始,互相吻合成毛细淋巴管网。淋巴管由毛细淋巴管汇合形成,可分为浅淋巴管和深淋巴管,呈串珠状或藕节状,内有瓣膜。淋巴干由淋巴管汇成,有9条,分别是成对的腰干、支气管纵隔干、锁骨下干、颈干和1条肠干。淋巴干最终汇合成2条淋巴导管:胸导管和右淋巴导管。

### 1. 胸导管

**胸导管**（thoracic duct）的起始部位于第 1 腰椎体前方，即腹后壁、膈主动脉裂孔下方，为膨大的**乳糜池**，由左、右腰干和肠干汇合而成。胸导管向上经膈的主动脉裂孔进入胸腔，在胸主动脉与奇静脉之间沿脊柱右前方上行，至第 5 胸椎高度，经食管与脊柱之间向左侧斜行，再沿脊柱左前方上行，穿胸廓上口至颈部，接受左颈干、左支气管纵隔干和左锁骨下干后，注入左静脉角。胸导管收集左侧半头、颈、上肢、胸部及膈以下身体各部的淋巴液。

### 2. 右淋巴导管

**右淋巴导管**为一短干，长仅为 1～1.5 cm，出现率为 20%，由右颈干、右支气管纵隔干和右锁骨下干汇合而成，注入右静脉角，收集右侧半头、颈、上肢及胸部的淋巴液。

## 二、淋巴器官

在全身淋巴系统标本和模型、游离脾标本及小儿胸腔内胸腺标本上观察。

### 1. 淋巴结

淋巴结为大小不一的圆形或椭圆形灰色小体，一侧隆凸，一侧凹陷。引流某一器官或部位淋巴的第一级淋巴结称**局部淋巴结**（regional lymph node），又称哨位淋巴结。

①颈外侧浅、深淋巴结：分别沿颈外静脉和颈内静脉排列。

②腋淋巴结：按位置分为胸肌淋巴结、外侧淋巴结、肩胛下淋巴结、中央淋巴结和尖淋巴结。

③支气管肺淋巴结：又称肺门淋巴结，位于肺门处，肺血管和支气管之间。

④腹股沟淋巴结：分浅、深两组，浅淋巴结位于腹股沟韧带下方、大隐静脉根部周围，深淋巴结位于股静脉周围和股管内。

⑤髂淋巴结：位于盆腔同名血管周围，包括髂内淋巴结、髂外淋巴结和髂总淋巴结。

⑥腰淋巴结：位于腹后壁，腹主动脉和下腔静脉周围。

⑦肠系膜上淋巴结、肠系膜下淋巴结和腹腔淋巴结：位于同名动脉根部的周围。

### 2. 胸腺

胸腺位于胸骨柄后方、胸腔上纵隔前部。小儿胸腺呈扁条形，分左、右两叶，借结缔组织相连。青春期后，胸腺逐渐退化并被结缔组织替代。

### 3. 脾

脾位于左季肋区，第 9～11 肋深面。注意辨认其脏面的**脾门**及上缘的**脾切迹**。

（徐金勇）

# 第十一章  感觉器

>>> **概要**

感觉器由感受器和附属结构组成。视器(眼)包括眼球和眼副器。眼球位于眼眶内,由眼球壁(纤维膜、血管膜和视网膜)和眼球内容物(房水、晶状体和玻璃体)组成。眼副器包括眼睑、结膜、泪器、眼球外肌和眶脂体等结构,对眼球起支持、保护及运动等作用。前庭蜗器(耳)包括外耳、中耳和内耳3部分。外耳由耳郭、外耳道及鼓膜组成。中耳是颞骨岩部内的不规则的含气腔道,包括鼓室、咽鼓管、乳突窦和乳突小房。内耳埋于颞骨岩部的骨质内,包括骨迷路和膜迷路。骨迷路由前向后依次为耳蜗、前庭和3个骨半规管;膜迷路由前向后依次为蜗管、椭圆囊、球囊和3个膜半规管。壶腹嵴、椭圆囊斑和球囊斑为位觉感受器,螺旋器为听觉感受器。

>>> **实验目的与要求**

□了解感觉器的组成及功能。

□掌握眼球的构造(眼球壁与眼球内容物)与功能;掌握视神经盘与黄斑的位置及构造特点;掌握眼球内容物的组成、房水的产生部位、循环途径和功能。

□掌握眼睑的结构及泪器的组成;掌握眼球外肌的名称及作用。熟悉结膜的分部。了解泪器各部分的位置与开口。

□掌握外耳道和鼓膜的位置、分部和形态。了解外耳的组成和耳郭的构造。

□掌握中耳鼓室六壁的名称、毗邻及交通。熟悉听小骨的名称;熟悉咽鼓管的位置和开口。了解鼓室内结构及乳突窦和乳突小房的位置。

□掌握内耳的组成;掌握位觉和听觉感受器的名称和位置。

>>> **实验教具**

□标本:眼球标本(示眼球壁各层结构与晶状体),眼眶标本(示眼眶内结构),眼球外肌标本,眼睑与泪器标本,猪眼球标本,颞骨锯开标本(示中耳各部结构),前庭蜗器标本,听小骨标本,颞骨解剖标本(示外耳道、鼓室和骨迷路)等。

□模型：眼球模型，眼球外肌模型，前庭蜗器模型，颞骨锯开模型(放大)，内耳模型，耳蜗模型等。

□其他：挂图、图谱、课件、教学录像、多媒体数码互动解剖学教学系统等。

# 一、视器

### 1. 眼球

结合解剖猪眼球标本，在眼球标本(示眼球壁各层结构与晶状体)及眼球模型上观察。

(1)眼球壁　眼球壁由外向内分别为眼球纤维膜(外膜)、眼球血管膜(中膜)及视网膜(内膜)。

①**眼球纤维膜**：由纤维结缔组织组成，前 1/6 为无色透明的**角膜，**后 5/6 为乳白色的**巩膜**，两者移行处有巩膜静脉窦。

②**眼球血管膜**：在纤维膜的内面，呈棕黑色。最前部为冠状位圆形的**虹膜**，中央有圆形的**瞳孔**。中部为肥厚的**睫状体**，其后部平坦，为睫状环，前部有许多向内突出的睫状突，后者发出睫状小带与晶状体相连。睫状体内有**睫状肌**，可产生房水。眼球血管膜的后 2/3 为**脉络膜**。注意观察瞳孔括约肌和瞳孔开大肌的肌纤维走行方向，理解其功能。

③**视网膜**：位于血管膜的内面，由前向后为虹膜部、睫状体部和脉络膜部 3 部分。在眼球后极偏内侧，视神经起始处的白色圆盘状隆起为**视神经盘**(optic disc)，有视网膜中央动、静脉穿行。在视神经盘颞侧偏下方约 3.5 mm 处有黄色区域，称**黄斑**(macula lutea)，其中央凹陷为**中央凹**。在眼球标本及解剖猪眼球标本上观察，易剥离的白色膜状物为视网膜的神经层(色素层紧贴脉络膜，不易观察)。

(2)眼球内容物　眼球内容物包括房水、晶状体和玻璃体。

①**眼房和房水**：**眼房**(chambers of eyeball)为位于角膜与晶状体之间的间隙。虹膜将其分为眼前房和后房，借瞳孔相交通。在前房的周边，虹膜与角膜交界处的环形区域为虹膜角膜角，又称前房角。眼房内充满房水(解剖猪眼球角膜后流出的液体)，注意理解房水的循环途径。

②**晶状体**：位于虹膜与玻璃体之间，以睫状小带与睫状体相连，呈双凸透镜状，无色透明(在固定标本上呈白色)。

③**玻璃体**：无色透明胶冻状物质，表面覆有玻璃体囊，位于晶状体与视网膜之间。

### 2. 眼副器

结合活体，在眼眶标本(示眼眶内结构)、眼球外肌标本和模型及眼睑与泪器标本上观察。

（1）眼睑　眼睑分为上睑和下睑，两者之间为睑裂。上、下眼睑在两端连合处分别为内眦和外眦。睑的游离缘为睑缘，有睫毛生长。注意观察眼睑的5层结构：皮肤、皮下组织、肌层、睑板和睑结膜。

（2）结膜　球结膜覆盖于眼球的表面，睑结膜覆盖在上、下睑的内面。

（3）泪器　泪器由泪腺和泪道组成。**泪腺**位于眼眶外上方的泪腺窝内。观察位于内眦处的泪点、上泪小管和下泪小管，位于泪囊窝内的泪囊及鼻泪管（注意：鼻泪管的开口部位在下鼻道）。

（4）**眼球外肌**　眼球外肌包括1条上睑提肌和6条运动眼球的肌。**上睑提肌**位于眼眶上壁下缘，止于上睑，可提上睑。内直肌、外直肌、上直肌和下直肌分别位于视神经的内侧、外侧、上方及下方；上斜肌位于上睑提肌和外直肌之间；下斜肌位于下直肌下方并斜向后外。**内直肌使瞳孔转向内侧**；**外直肌使瞳孔转向外侧**；**上直肌使瞳孔转向上内**；**下直肌使瞳孔转向内下方**；**上斜肌使瞳孔转向下外**；**下斜肌使瞳孔转向上外**。通过观察各眼球外肌的位置，理解其功能。

**3. 眼的血管和神经**

在模型、挂图及课件上观察。

眼动脉由颈内动脉发出，经视神经管入眼眶，分支支配眼球和眶内结构。在眼底挂图上观察视网膜中央动脉的分支及其与视神经盘的关系。

在挂图上观察眼上静脉和眼下静脉，理解其与面静脉的交通情况。

眼眶内神经众多，详见周围神经系统。

## 二、前庭蜗器

**1. 外耳**

结合活体，在颞骨解剖标本（示外耳道、鼓膜和骨迷路）及前庭蜗器标本和模型上观察。

（1）耳郭　观察耳郭的形态，注意耳郭（皮下组织很少，但血管神经丰富）及耳垂的特点；辨认耳轮、耳甲、耳甲艇、对耳屏等结构。

（2）外耳道　外耳道连于外耳门和鼓膜之间，外侧1/3为软骨部，与耳郭软骨相连；内侧2/3为骨性部，由颞骨组成。外耳道是一条弯曲的管道，从外向内，其方向是向前上，继而稍向后，最后弯向前下。外耳道软骨部可移动，做外耳道检查时，向后上方牵拉耳郭，可拉直外耳道，观察位于外耳道底的鼓膜。

（3）鼓膜　鼓膜位于外耳道底，是一层椭圆形半透明薄膜。鼓膜上1/4薄而松弛，为松弛部；下3/4坚实紧张，为紧张部。锤骨柄紧贴鼓膜内面。

2. 中耳

在颞骨解剖标本(示外耳道、鼓室和骨迷路)、前庭蜗器标本和模型及颞骨锯开标本和模型上观察。

(1)鼓室 鼓室为颞骨岩部内含气的不规则腔隙,有 6 个壁。鼓室上壁又称**盖壁**,与颅中窝相邻。下壁亦称**颈静脉壁**,分隔鼓室与颈静脉窝内的颈静脉球。前壁也称**颈动脉壁**,即颈动脉管后壁,此壁上部有咽鼓管鼓室口。后壁为**乳突壁**,有乳突窦的入口,鼓室借此与乳突内的乳突小房相连通。外侧壁大部分由鼓膜构成,又称**鼓膜壁**。内侧壁由内耳迷路构成,又称**迷路壁**,壁的中部隆凸为**岬**。岬的后上方有**前庭窗**,岬的后下方有**蜗窗**。前庭窗的后上方有面神经管凸,管内有面神经通过。注意观察各壁的结构特点、毗邻及交通。

在听小骨标本上观察 3 块听小骨(锤骨、砧骨和镫骨)的形态,可见锤骨柄连于鼓膜内侧壁,镫骨底封闭前庭窗。

(2)咽鼓管 沟通中耳和鼻咽部,内 2/3 为软骨部,外 1/3 为骨部,以咽鼓管鼓室口开口于鼓室前壁。幼儿咽鼓管较成人短而平,口径较大。婴幼儿咽部感染较成人易沿咽鼓管入侵鼓室,引起中耳炎。

(3)乳突窦和乳突小房 乳突窦位于鼓室上隐窝的后方,向前开口于鼓室,向后与乳突小房相连通。乳突小房为颞骨乳突内的许多含气小腔。在锯开的颞骨标本上观察,可见乳突小房是互相交通的。

3. 内耳

在颞骨解剖标本(示外耳道、鼓室和骨迷路)、内耳模型及耳蜗模型上观察。

(1)骨迷路 骨迷路由前内向后外依次为耳蜗、前庭及骨半规管。前庭位于中部,前通耳蜗,后通 3 个骨半规管。**耳蜗**外形似蜗牛壳状,由蜗螺旋管环绕蜗轴两圈半而成。蜗顶朝向前外方,蜗底朝向后内方,对向内耳道。蜗轴伸出骨螺旋板,分蜗螺旋管为上、下两半,上半为前庭阶,下半为鼓阶。**前庭**是骨迷路中部膨大的空腔。前庭后方有 3 个相互垂直排列的半环形的**骨半规管**。其中,外骨半规管水平位凸向外方,前骨半规管突向上方,后骨半规管凸向后外。每个骨半规管都有 2 个骨脚连于前庭,其中前、后骨半规管的单骨脚合成一个**总骨脚**。可通过总骨脚辨认 3 个骨半规管。

(2)**膜迷路** 膜迷路位于骨迷路内,由前向后为**蜗管**、**椭圆囊**、**球囊**及 3 个**膜半规管**。蜗管下壁基底膜上有**螺旋器**(听觉感受器)。前庭内有椭圆囊和球囊,囊的壁内分别有**椭圆囊斑**和**球囊斑**(位觉感受器)。骨半规管内可见 3 个膜半规管,其膨大处(膜壶腹)壁内有**壶腹嵴**(位觉感受器)。

(孟庆玲)

# 第十二章　中枢神经系统

>>> **概要**

　　中枢神经系统包括脊髓和脑。脊髓位于椎管内,上端在枕骨大孔处与延髓相连,下端平第1腰椎体下缘。脊髓全长可见颈膨大、腰骶膨大、脊髓圆锥和马尾等结构。脑位于颅腔内,包括端脑、间脑、中脑、脑桥、延髓和小脑。中脑、脑桥和延髓合称脑干,与后10对脑神经的根丝相连。脑干与小脑间形成第四脑室。间脑位于中脑与端脑之间,内有第三脑室。端脑占据颅腔大部分,由左、右大脑半球借胼胝体连接而成;中央沟、外侧沟和顶枕沟可将大脑半球划分为额叶、顶叶、颞叶、枕叶和岛叶5部分。大脑皮质是重要的中枢所在处,大脑半球内部有基底核和侧脑室,大脑半球白质可形成内囊。

>>> **实验目的与要求**

　　□掌握脊髓的位置、外形与灰质的分部。熟悉脊髓内部传导束的名称、位置及功能。

　　□掌握脑干的组成、位置、外形及内部结构的构成和特征。熟悉脑干内脑神经核的位置及功能。了解脑干内传导束的名称、位置及功能;了解脑干内非脑神经核的位置及功能。

　　□熟悉小脑的位置、外形和分叶。了解小脑核团的位置及功能。

　　□熟悉间脑的组成及分部。

　　□掌握大脑半球的外形、分叶和主要沟回;掌握大脑半球皮质功能定位区的位置及投射特点;掌握基底核的名称和位置;掌握内囊的位置、分部和损伤后临床表现;掌握侧脑室的位置、形态、分布和交通。

>>> **实验教具**

　　□标本:打开椎管的在体脊髓标本和离体脊髓标本,脊髓横切面(颈、胸、腰、骶髓横切面组合)标本(封装),头颅正中矢状切面标本,间脑-脑干联合标本,游离小脑标本,小脑水平切面标本,整脑标本,脑正中矢状切面、冠状切面标本,端脑水平切面(示基底核和内囊)、冠状切面标本,脑室铸型标本等。

□模型:脊髓横切面模型,脊髓传导束模型,间脑-脑干联合模型,脑干脑神经核、非脑神经核模型,脑干传导束模型,小脑模型,脑正中矢状切面模型,脑室铸型模型等。

□其他:挂图、图谱、课件、教学录像、多媒体数码互动解剖学教学系统等。

## 一、脊髓

### 1. 脊髓的位置和外形

在打开椎管的在体脊髓标本和离体脊髓标本上观察。

(1)位置　脊髓位于椎管内,其上端在枕骨大孔处与延髓相连。成人脊髓下端平第1腰椎体下缘,幼儿平第3腰椎体高度。

(2)外形　脊髓呈前后稍扁的圆柱状,上部有**颈膨大**,下部有**腰骶膨大**。脊髓末端变细为**脊髓圆锥**,脊髓圆锥以下有腰、骶和尾神经根丝形成的**马尾**(cauda equina)。脊髓的表面有前正中裂、后正中沟和前、后外侧沟,前、后外侧沟分别有脊神经的前、后根丝相连。注意辨认位于椎管下段内与脊髓圆锥相连的终丝。

### 2. 脊髓的内部结构

在脊髓横切面标本和模型及脊髓传导束模型上观察。

脊髓中央部有细小的中央管。脊髓中间呈"H"形,为**灰质**,灰质的周围部位为白质;每侧灰质的前部扩大,为**前角**,后部细长,为**后角**,前、后角之间为中间带;前正中裂与前外侧沟之间为**前索**,后正中沟与后外侧沟之间为**后索**,前、后索之间为**外侧索**。

薄束和楔束位于脊髓后索内,纤维上行终止于延髓,传导同侧躯干、四肢的本体感觉和精细触觉。脊髓丘脑束位于脊髓外侧索内,传导躯干、四肢的浅感觉和粗略触觉。皮质脊髓侧束及前束分别位于脊髓的外侧索和前索内,纤维下行终止于脊髓前角,支配骨骼肌。

## 二、脑干

### 1. 脑干的位置和外形

在头颅正中矢状切面标本及间脑-脑干联合标本和模型上观察。

(1)位置　脑干(brain stem)由延髓、脑桥和中脑3部分组成,位于颅后窝的前部,在脊髓和间脑之间,与小脑围成第四脑室。

(2)外形

①脑干的腹侧面:延髓上部中线两侧有**锥体**,下部形成锥体交叉。锥体背外

侧有**橄榄**，锥体与橄榄之间有舌下神经的根丝进出，橄榄的外侧自上而下分别有舌咽、迷走和副神经根丝相连。在延髓和脑桥之间的**延髓脑桥沟**内有展神经、面神经和前庭蜗神经根附着。脑桥腹侧面中部膨隆形成**脑桥基底部**，其中线上有纵行的**基底沟**，基底部向两侧移行为小脑中脚，两者之间的移行处有三叉神经根丝附着。中脑腹侧面有柱状的**大脑脚**，两者之间的凹陷形成脚间窝，有动眼神经根丝附着。

②脑干的背侧面：延髓背侧面下部由内向外分别形成薄束结节、楔束结节和小脑下脚，上部与脑桥背侧面共同形成菱形窝。中脑背侧上、下圆形隆起为**上丘**和**下丘**，下丘下方有滑车神经根丝附着。

③第四脑室：位于延髓、脑桥的背面和小脑之间，上通中脑水管，下与脊髓中央管相连。第四脑室底为菱形窝，顶的前半为小脑上脚和上髓帆，顶的后半为下髓帆和第四脑室脉络组织。注意观察脉络组织上的正中孔和外侧孔，理解第四脑室的交通。

**2. 脑干的内部结构**

(1)脑神经核　在脑干脑神经核模型上观察。在掌握脑神经性质和纤维组成的基础上，循着脑神经寻找相应脑神经核。

①中脑：与动眼神经相关的有动眼神经核和动眼神经副核；与滑车神经相关的有滑车神经核。

②脑桥：与三叉神经相关的核团包括三叉神经中脑核、脑桥核、脊束核和运动核；与展神经相连的有展神经核；与面神经相关的核团有面神经核、上泌涎核、孤束核和三叉神经脊束核；与前庭蜗神经相连的有前庭神经核和蜗神经核。

③延髓：与舌下神经相关的有舌下神经核；与舌咽神经有关的核团包括疑核、下泌涎核、孤束核和三叉神经脊束核；与迷走神经相关的脑神经核有疑核、孤束核、迷走神经背核和三叉神经脊束核；与副神经相连的有疑核和副神经核。

注意区分一般躯体运动核、一般内脏运动核和特殊内脏运动核。

(2)非脑神经核　在脑干非脑神经核模型上观察。

①中脑：上丘深面有上丘，下丘深面有下丘。

②脑桥：脑桥基底部深面有脑桥核。

③延髓：薄束结节深面有薄束核，延髓楔束结节深面有楔束核，延髓橄榄深面有下橄榄核。

(3)上、下行纤维束　在脑干传导束模型上观察。

①内侧丘系：延髓背侧面下部的薄束核和楔束核发出的纤维交叉至对侧(内侧丘系交叉)，沿中线两侧上行形成内侧丘系，止于背侧丘脑腹后外侧核，传导对侧躯干、四肢的深感觉和精细触觉。

②脊髓丘系:脊髓外侧索内的脊髓丘脑侧束和前索内的脊髓丘脑前束,上行至脑干后延续为脊髓丘系,行于内侧丘系的背外侧,止于背侧丘脑腹后外侧核,传导对侧躯干、四肢的痛觉、温觉和触压觉。

③三叉丘系:三叉神经脑桥核和三叉神经脊束核发出纤维交叉至对侧并上行形成三叉丘系,行于内侧丘系的背外侧,止于背侧丘脑腹后内侧核,传导对侧头面部的痛觉、温觉和触压觉。

④皮质脊髓束:位于大脑皮质中央前回的中、上部和中央旁小叶前部锥体细胞发出纤维形成皮质脊髓束,经中脑的大脑脚底和脑桥基底部,在延髓处大部分纤维交叉至对侧,下行形成皮质脊髓侧束,支配同侧四肢肌和躯干肌;小部分纤维不交叉,下行为皮质脊髓前束,支配双侧躯干肌。

⑤皮质核束:位于大脑皮质中央前回下部的锥体细胞发出向下的皮质核束,至脑干的运动性脑神经核(其中,除舌下神经核和面神经核下部仅接受对侧纤维外,其余均接受双侧皮质核束的纤维),脑神经核再通过脑神经的运动纤维控制骨骼肌的运动。

## 三、小脑

### 1. 小脑的位置与外形

在头颅正中矢状切面标本、整脑标本、游离小脑标本和小脑模型上观察。

(1)位置　小脑位于颅后窝,前方连于脑干,上方以小脑幕与大脑半球枕叶相隔。

(2)外形　小脑由两侧膨隆的**小脑半球**和中间缩窄的**小脑蚓**组成,表面有许多平行排列的沟回。小脑的上面以原裂划分前叶与后叶;小脑的下面,以后外侧裂区分后叶和绒球小结叶。在小脑半球下面的前内侧部,有向下突出的**小脑扁桃体**。注意观察小脑扁桃体与枕骨大孔的位置关系,理解小脑扁桃体疝(枕骨大孔疝)的形成原因。

### 2. 小脑的内部结构

在小脑水平切面标本上观察。

小脑表面颜色较深,为小脑皮质;深部颜色淡的为小脑髓质,髓质中有 4 对颜色较深的小脑核团,由内侧向外侧依次为顶核、球状核、栓状核和齿状核。其中,以口袋状的**齿状核**最为明显。

## 四、间脑

在脑正中矢状切面、冠状切面标本及间脑-脑干联合标本和模型上观察。

### 1. 间脑的位置

间脑位于中脑与端脑之间,中间有矢状位的第三脑室。

**2. 间脑的分部**

①**背侧丘脑**：位于中脑外上方的一对大的卵圆形灰质团块，两侧之间为矢状位的第三脑室。背侧丘脑内有"Y"形内髓板。

②**下丘脑**：位于大脑脚前上方，从前向后可见视交叉、漏斗（与垂体相连）、灰结节和乳头体。

③**后丘脑**：位于背侧丘脑的后下外侧，包括**内**、**外侧膝状体**。

④**上丘脑**：位于第三脑室顶后部的周围，包括缰三角、缰联合和**松果体**等。注意辨认松果体。

⑤**底丘脑**：位于间脑和中脑被盖的过渡区。

## 五、端脑

**1. 端脑的外形与分叶**

在整脑标本及脑正中矢状切面标本和模型上观察。

端脑由大脑纵裂分为左、右两半，每侧半球都有背外侧面、内侧面和底面。

（1）叶间沟　大脑半球的叶间沟包括**中央沟**（位于背外侧面半球上缘中点，向前下方斜行）、**外侧沟**（位于背外侧面，从前下斜向后上）和**顶枕沟**（位于内侧面后部，从前下向后上行）。

（2）分叶　叶间沟可将每侧大脑半球分为 5 叶：**额叶**（中央沟之前，外侧沟之上）、**顶叶**（中央沟之后，外侧沟之上，顶枕沟之前）、**颞叶**（外侧沟之下，顶枕沟之前）、**枕叶**（顶枕沟之后）和**岛叶**（外侧沟深面）。

（3）主要的沟和回

①**外侧面**：额叶上可见与中央沟平行的**中央前沟**，两者之间为**中央前回**。中央前沟前方可见额上、下沟，将额叶前部分为额上、中、下回。顶叶上可见与中央沟平行的**中央后沟**，两者之间为**中央后回**。顶内沟从中央后沟向后水平走行，将顶叶分为顶上、下小叶。顶下小叶的前部为缘上回，后部为角回。颞叶可由与外侧沟平行的颞上、下沟分为颞上、中、下回。在外侧沟的下壁上有两三条横行走行的**颞横回**。外侧沟深面为岛叶。

②**内侧面**：中部可见前、后走行**胼胝体**（白质纤维板），胼胝体中部上方有**中央旁小叶**，是中央前、后回转折至大脑半球内侧面的部分。胼胝体下方为透明隔和圆柱状的穹隆及穹隆连合。胼胝体后方有顶枕沟和**距状沟**，两沟之间为楔叶，距状沟下方为舌回。

③**底面**：在大脑半球底面的额叶上，可见膨大的嗅球，其向后延伸为嗅束和嗅三角。颞叶下面的两条纵沟（枕颞沟和侧副沟）可将颞叶分为枕颞外侧回、枕颞内侧回和海马旁回（前端弯曲形成钩）。海马旁回的内侧为海马沟，沟的上方有呈锯

齿状的窄条皮质,为**齿状回**。

## 2. 端脑的内部结构

在端脑水平切面、冠状切面标本及脑室铸型标本和模型上观察。

在大脑半球的水平切面上,颜色由浅至深分别为皮质(颜色深)、髓质(颜色淡)、脑室及基底核团。正中部可见呈"X"形的脑室(由第三脑室及侧脑室前、后角组成),脑室前、后缘有胼胝体连接两侧大脑半球。脑室的两侧,靠近第三脑室的是卵圆形的背侧丘脑(有"Y"形内髓板)。背侧丘脑外侧,呈三角形的是**豆状核**;背侧丘脑的前、后方分别是**尾状核**的头(前部,大)和尾(后部,小)。在上述核团间呈"＞＜"形的白质板为**内囊**(internal capsule),可分为 3 部分:内囊前肢(位于豆状核和尾状核之间)、内囊膝(位于内囊前、后肢之间的相交处)和内囊后肢(位于豆状核和背侧丘脑之间)。注意观察**基底核**的位置及组成核团。

结合理论知识,在脑室铸型标本及模型上观察侧脑室的形态(马蹄铁型)和分部(中央部、前角、后角和下角),在端脑冠状切面标本上观察位于侧脑室中央部和下角内的侧脑室脉络丛。

（任振华　孟庆玲）

# 第十三章　周围神经系统

>>> **概要**

　　周围神经系统常分为脊神经、脑神经和内脏神经。脊神经与脊髓相连,共 31 对,包括 8 对颈神经、12 对胸神经、5 对腰神经、5 对骶神经和 1 对尾神经。脊神经为混合性神经,出椎间孔后分为 4 支:前支、后支、脊膜支和交通支。前支粗大,除胸神经前支保持原有节段性分布外,其余各部脊神经前支分别交织形成颈丛、臂丛、腰丛和骶丛,进而再由丛发出分支。脑神经与脑相连,共 12 对。其中,第Ⅰ对与端脑相连,第Ⅱ对与间脑相连,其余脑神经均与脑干相连,通过颅底的孔裂进出颅腔,支配相应的效应器。根据所含纤维成分,脑神经可分为感觉性(Ⅰ、Ⅱ、Ⅷ)、运动性(Ⅲ、Ⅳ、Ⅵ、Ⅺ、Ⅻ)和混合性(Ⅴ、Ⅶ、Ⅸ、Ⅹ)3 类。内脏神经系统主要分布于内脏、心血管和腺体,包括内脏感觉神经和内脏运动神经。内脏运动神经又称自主神经系统或植物神经系统,根据形态、功能和药理学特点可分为交感神经和副交感神经。

>>> **实验目的与要求**

　　□掌握脊神经的数目、区分和分支。

　　□掌握膈神经的组成、行径和分布。熟悉颈丛的组成和位置。了解颈丛浅(皮)支的浅出部位及分布概况。

　　□掌握臂丛的组成、位置和重要分支的行径与分布。了解臂丛分支损伤后的主要表现。

　　□掌握胸神经前支在胸腹壁的行径及节段性分布的特点。

　　□掌握股神经的行径、主要分支与分布。熟悉腰丛的组成和位置。

　　□掌握坐骨神经干的行径、主要分支的行径、分布及损伤后的主要表现。熟悉骶丛的组成和位置。

　　□掌握 12 对脑神经的名称、顺序、纤维成分(性质)、连脑部位与进出颅的部位。

　　□掌握 12 对脑神经的行径、主要分支及分布。

　　□掌握内脏神经的概念与区分;掌握交感神经和副交感神经的低级中枢、神经节的名称和位置；掌握交感干的位置、组成和分部。熟悉交感神经和副交感神经的区别；熟悉内脏运动神经的特点（即与躯体运动神经的主要区别）。了解内脏感觉神经的形态、结构与功能特点。

》》 **实验教具**

□标本：脊柱与脊髓、脊神经根标本（椎管后壁切除），胸、腹壁打开的全身标本（去除部分脏器），头颈部正中矢状切面标本，上肢离体标本，胸、腹壁标本，下肢离体标本，盆腔正中矢状切面标本，去除小脑、保留脑神经根的离体脑标本，去除脑的颅底标本，眶腔标本，头面部深层标本，头面部浅层标本，颞骨矢状切面标本，脊柱-交感干标本等。

□模型：脊髓-颈椎横切面模型，头颈部正中矢状切面模型，盆腔正中矢状切面模型，脑干模型，三叉神经模型，耳模型，纵隔模型等。

□其他：挂图、图谱、课件、教学录像、多媒体数码互动解剖学教学系统等。

# 一、脊神经

### 1. 脊神经概述

在脊柱与脊髓、脊神经根标本（椎管后壁切除）和脊髓-颈椎横切面模型上观察。

脊神经与脊髓相连，共31对。每对脊神经连于一个脊髓节段，由前根和后根组成。前根（运动性）较细，连于脊髓前外侧沟；后根（感觉性）粗大，连于脊髓后外侧沟。脊神经后根在椎间孔附近有椭圆形的膨大，称为**脊神经节**。脊神经前、后根在椎间孔处合并出椎间孔形成脊神经。

### 2. 颈丛

在胸、腹壁打开的全身标本（去除部分脏器）及头颈部正中矢状切面标本和模型上观察。

颈丛位于胸锁乳突肌上部深面，由第1～4颈神经前支相互交织构成。颈丛的皮支在胸锁乳突肌后缘中点附近浅出，其主要分支有枕小神经、耳大神经、颈横神经与锁骨上神经。颈丛的深支为**膈神经**，沿前斜角肌表面下行，经胸廓上口进入胸腔，行于肺根前方，在纵隔胸膜与心包之间下行到达膈。注意膈神经走行与前斜角肌和肺根的关系。

### 3. 臂丛

在胸、腹壁打开的全身标本（去除部分脏器）和上肢离体标本上观察。

（1）臂丛的组成和位置　臂丛由第5～8颈神经前支和第1胸神经前支的大部分纤维交织汇集而成，经斜角肌间隙至腋窝。

（2）臂丛的分支　与其他脊神经丛相比，臂丛的分支最多，分支的分布范围也十分广泛。

①**胸长神经**：起自相应神经根，沿胸侧壁前锯肌表面伴随胸外侧动脉下行。损伤后出现"翼状肩"。

②**胸背神经**：发自臂丛后束，沿肩胛骨外侧缘伴肩胛下血管下行到达背阔肌。

③**腋神经**：起自臂丛后束，穿四边孔，绕肱骨外科颈至三角肌深面走行。神经损伤后出现"方形肩"。

④**肌皮神经**：起自臂丛外侧束，向外侧斜穿喙肱肌，在肱二头肌与肱肌之间下行，其终支在肘关节附近，穿出深筋膜延续为前臂外侧皮神经，走行于前臂外侧。

⑤**正中神经**：由来自臂丛内侧束和外侧束的两个根夹持着腋动脉，向下汇合成正中神经干，继而在臂部沿肱二头肌肌内侧下行。下行途中，从肘窝向下穿旋前圆肌，在前臂正中下行于指浅、深屈肌之间到达腕部，最终进入腕管，在掌腱膜深面到达手掌。正中神经易于损伤的部位在腕管处，损伤后的临床体征为"猿掌"。

⑥**尺神经**：自臂丛内侧束发出后，在肱二头肌内侧伴行于肱动脉内侧，经尺神经沟下行于前臂前内侧份，最终在掌腱膜深面、腕管浅面进入手掌。尺神经易于损伤的部位在尺神经沟处，损伤后的临床体征为"爪形手"。

⑦**桡神经**：起自臂丛后束，位于腋动脉的后方，与肱深动脉伴行向外下，经肱三头肌长头与内侧头之间，沿桡神经沟走行于臂部和前臂后面深面，在肱骨外上髁前方分为浅支和深支两终末支。肱骨体中段骨折易损伤桡神经，损伤后的临床体征为"垂腕症"。

**4. 胸神经前支**

在胸、腹壁打开的全身标本（去除部分脏器）和胸、腹壁标本上观察。

胸神经（thoracic nerve，TN）前支共有 12 对，第 1～11 对为**肋间神经**，第 12 对胸神经前支为**肋下神经**。第 1～6 肋间神经主干行于相应的肋间隙，主干向外侧行走于肋角前方发出外侧皮支，在近胸骨侧缘发出前皮支。第 7～11 肋间神经及肋下神经在相应肋间隙内向前下方走行，其外侧皮支由上至下分别从深面穿肋间肌和腹外斜肌浅出，前**皮支**则在白线附近浅出。胸神经前支在胸、腹壁皮肤为节段性分布：T2 分布区相当于胸骨角平面；T4 相当于乳头平面；T6 相当于剑突平面；T8 相当于肋弓平面；T10 相当于脐平面；T12 则相当于脐与耻骨联合连线中点平面。注意理解前皮支在胸、腹壁皮肤的节段性分布特点及定位。

**5. 腰丛**

在胸、腹壁打开的全身标本（去除部分脏器）和下肢离体标本上观察。

腰丛由第 12 胸神经前支的一部分、第 1～3 腰神经前支及第 4 腰神经前支的一部分组成，位于腰大肌深面、腰椎横突的前方。

**股神经**发出后在腰大肌与髂肌之间下行，经腹股沟韧带中点深面进入大腿的股三角区,发出数条分支。皮支中最长的为**隐神经**,伴股动脉进入收肌管下行,至膝关节内侧浅出至皮下,伴随大隐静脉沿小腿内侧面下降达足内侧缘。

**闭孔神经**自腰丛发出后,于腰大肌外侧缘穿出,紧贴盆壁内面前行,与闭孔动脉一起穿闭膜管出盆腔,分前、后 2 支,分别经短收肌前、后面进入大腿内收肌群。

腰丛还发出髂腹下神经、髂腹股沟神经及股外侧皮神经等分支。

### 6. 骶丛

在胸、腹壁打开的全身标本(去除部分脏器)、下肢离体标本及盆腔正中矢状切面标本和模型上观察。

骶丛由来自腰丛的**腰骶干**(由第 4 腰神经前支一部分和第 5 腰神经前支组成)和所有骶、尾神经前支组成,位于盆腔内,在骶骨和梨状肌的前面。

**坐骨神经**是全身最粗大的神经,从骶丛发出后经梨状肌下孔出盆腔,下行至股后区,在腘窝上方分为胫神经和腓总神经。观察标本时,应注意坐骨神经与梨状肌的位置关系。

**胫神经**为坐骨神经本干的延续,下行进入腘窝,与腘血管相伴下行至小腿后区,伴胫后血管行至内踝后方,进入足底。

**腓总神经**在腘窝近侧端由坐骨神经发出,沿腘窝上外侧界向外下走行,继而绕腓骨颈向前穿过腓骨长肌,分为腓浅神经和腓深神经两终末支。**腓浅神经**走于腓骨长、短肌与趾长伸肌之间,在小腿中、下 1/3 交界处浅出为皮支。**腓深神经**伴随胫前血管走行于小腿前群肌肉之间,经踝关节前方到达足背。

骶丛还发出臀上神经、臀下神经、股后皮神经及阴部神经等分支。

## 二、脑神经

### 1. 脑神经概述

(1)脑神经进出脑的部位  在去除小脑、保留脑神经根的离体脑标本和脑干模型上观察。

脑神经是与脑相连的周围神经,共 12 对。其中,**嗅神经**连接端脑嗅球,**视神经**连接间脑,**动眼神经**连接中脑脚间窝,**滑车神经**连接中脑下丘下方,**三叉神经**连接脑桥基底部与小脑中脚交界处,**展神经**、**面神经**、**前庭蜗神经**连接延髓脑桥沟,**舌咽神经**、**迷走神经**、**副神经**连接延髓橄榄后沟,**舌下神经**连接延髓前外侧沟。

(2)脑神经进出颅的部位  在去除脑的颅底标本上观察。

嗅神经穿鼻顶壁的**筛孔**入颅前窝,终止于嗅球;视神经经**视神经管**入颅腔,终止于视交叉;动眼神经、滑车神经、展神经、三叉神经的分支眼神经及上颌神经均穿过海绵窦,除上颌神经穿过**圆孔**至翼腭窝,其余各神经均经**眶上裂**入眶;三叉神经的分支下颌神经穿**卵圆孔**出颅腔;面神经、前庭蜗神经穿**内耳门**进出颅腔;舌咽神经、迷走神经和副神经穿**颈静脉孔**出颅腔;舌下神经穿**舌下神经管**出颅腔。

**2. 嗅神经**

在头颈部正中矢状切面标本上观察。

**嗅神经**来自鼻腔嗅区黏膜,穿筛孔入颅,与端脑的嗅球相连,传导嗅觉。

**3. 视神经、动眼神经、滑车神经和展神经**

在眶腔标本上观察。

于眼球后极偏内侧可见粗大的**视神经**,经视神经管入颅腔。**动眼神经**由中脑脚间窝出脑,经眶上裂至眼眶内,分支至上睑提肌、上直肌、下直肌、内直肌和下斜肌。**滑车神经**自中脑下丘下方出脑,经眶上裂入眶,走行于上斜肌深面。**展神经**自延髓脑桥沟两侧出脑,经眶上裂入眶,走行于外直肌深面。

**4. 三叉神经**

在头面部深层标本及三叉神经模型上观察。

**三叉神经**连于脑桥,神经根为一短粗干,在颞骨岩部与**三叉神经节**相连,发出**眼神经、上颌神经和下颌神经**。

(1)眼神经　眼神经行于海绵窦外侧壁,经眶上裂入眼眶,发出粗大的**额神经**,穿眶上切迹至额部延续为眶上神经。

(2)上颌神经　**上颌神经**穿圆孔入翼腭窝,再由眶下裂入眶至眶下壁,经眶下孔达面部延续为**眶下神经**。

(3)下颌神经　**下颌神经**很粗大,经卵圆孔出颅后分出数支。**耳颞神经**与颞浅动脉伴行向上至颞部皮肤;**下牙槽神经**经下颌孔入下颌管,末支经颏孔穿出,为**颏神经**;**舌神经**于下颌支内侧成弓状下降至口腔底。

**5. 面神经**

在颞骨矢状切面标本,头面部浅、深层标本和耳模型上观察。

**面神经**连于脑桥,经过内耳门、内耳道达内耳道底入面神经管,出茎乳孔前在其上方约 6 mm 处发出鼓索。**鼓索**(chorda tympani)上穿鼓室至颞下窝,行向前下,并入舌神经,于下颌支内侧弓状下降至口腔底。面神经出茎乳孔后,进入腮腺实质并在其内形成神经丛,在腮腺前缘发出颞支、颧支、颊支、下颌缘支和颈支。

**6. 前庭蜗神经**

在颞骨矢状切面标本和耳模型上观察。

**前庭蜗神经**分前庭神经和蜗神经,经内耳门入颅与脑相连。

**7. 舌咽神经、副神经和舌下神经**

在头颈部正中矢状切面标本和模型上观察。

**舌咽神经**自颈静脉孔出入颅。**副神经**与颈内静脉一起出颈静脉孔,向后下穿胸锁乳突肌深面进入斜方肌。**舌下神经**经舌下神经管出颅后,向下行于颈动、静脉之间至舌骨上方,呈弓形行向前内至舌。

**8. 迷走神经**

在胸、腹壁打开的全身标本(去除部分脏器)、头颈部正中矢状切面标本和模型及纵隔模型上观察。

**迷走神经**在颈部行于颈动脉鞘内,向下进入胸腔行于肺根的后方,至食管行于食管前、后壁,形成食管丛和肺丛,向下合成迷走神经前干(左迷走神经)和迷走神经后干(右迷走神经),经膈肌食管裂孔进入腹腔。迷走神经的重要分支有喉上神经和喉返神经。

(1)喉上神经　喉上神经是迷走神经在颈部较大的分支,于颈内动脉内侧下行,在舌骨大角处分为**内、外支**。内支穿甲状舌骨膜入喉,外支伴甲状腺上动脉下行,到达环甲肌。

(2)喉返神经　**喉返神经**是迷走神经入胸腔后的重要分支(注意左、右喉返神经的走行)。**左喉返神经**发自左迷走神经,绕过主动脉弓下方,返回至颈部。**右喉返神经**发自右迷走神经,绕过锁骨下动脉下方返回至颈部。左、右喉返神经至颈部后,沿食管与气管之间的沟内上行,在咽下缩肌下缘处入喉移行为**喉下神经**。

## 三、内脏神经

### 1. 交感干

在脊柱-交感干的标本及纵隔模型上观察。

**交感干**(sympathetic trunk)是由位于脊柱两旁的椎旁神经节借节间支连成的,上至颅底,下至尾骨的串珠状结构。交感干全长根据位置可分为颈、胸、腰、骶、尾 5 部分。

### 2. 内脏大、小神经

在脊柱-交感干标本和纵隔模型上观察。

**内脏大神经**由穿过第 5 或第 6~9 胸交感干神经节的节前纤维组成,向前下方走行中合并成一干,并沿椎体前面倾斜下降,穿过膈脚,主要终止于腹腔神经节。

**内脏小神经**由穿过第 10~12 胸交感干神经节的节前纤维组成,下行穿过膈脚,主要终止于主动脉肾神经节。

(方　萌)

# 第十四章　神经系统传导通路

>>> **概要**

　　神经系统传导通路是通过大脑皮质的复杂反射弧,分为感觉(上行)传导通路与运动(下行)传导通路2部分。感觉传导通路具有下列特点:一般由3级神经元组成,第2级神经元发出的纤维左右交叉且通过内囊后肢。重要的感觉传导通路包括躯干和四肢感觉传导通路(深、浅感觉)、视觉传导通路及瞳孔对光反射通路等。运动传导通路支配骨骼肌的运动,包括锥体系与锥体外系2部分。锥体系包括皮质脊髓束和皮质核束,管理骨骼肌的随意运动,由2级运动神经元组成。其中,上运动神经元为大脑皮质锥体细胞,下运动神经元为脑神经躯体运动核与脊髓前角运动细胞。锥体外系是指锥体系以外的影响和控制躯体运动的传导通路。

>>> **实验目的与要求**

　　□掌握躯干和四肢意识性本体感觉(深感觉)和精细触觉传导通路的组成。熟悉其传导途径。了解传导通路中各部损伤后的临床表现。

　　□掌握躯干和四肢痛、温觉和粗触觉(浅感觉)传导通路的组成。熟悉其传导途径。了解传导通路中各部损伤后的临床表现。

　　□掌握头面部痛、温觉和粗触觉(浅感觉)传导通路的组成。熟悉其传导途径。了解传导通路中各部损伤后的临床表现。

　　□掌握视觉传导通路和瞳孔对光反射通路的组成。熟悉其传导途径。了解传导通路中各部损伤后的临床表现。

　　□了解听觉传导通路。

　　□掌握锥体系的组成和特点。熟悉上、下运动神经元损伤后的临床表现。了解锥体外系的组成。

>>> **实验教具**

　　□标本:脑干、端脑横断面切片标本,脊神经节及三叉神经节标本,视神经、视交叉及视束标本,脑正中矢状切面标本等。

　　□模型:各传导通路模型等。

□其他:挂图、图谱、课件、教学录像、多媒体数码互动解剖学教学系统等。

# 一、感觉(上行)传导通路

在相应传导通路模型、脊神经节及三叉神经节标本、脑干及端脑横断面切片标本、脑正中矢状切面标本和视神经、视交叉及视束标本上观察。

### 1. 躯干和四肢意识性本体感觉(深感觉)和精细触觉传导通路

第1级神经元位于脊神经节内,其中枢突在脊髓后索内上升,形成薄束(来自第5胸节以下的脊神经节)和楔束(来自第4胸节以上的脊神经节)。第2级神经元的胞体在薄束核和楔束核,其轴突左右交叉,形成内侧丘系交叉,交叉后纤维形成内侧丘系。第3级神经元的胞体在背侧丘脑腹后外侧核,其轴突经内囊后肢投射到大脑皮质中央后回的中、上部和中央旁小叶后部,部分纤维投射至中央前回。注意理解交叉前、后损伤的主要临床表现。

### 2. 躯干和四肢痛、温觉和粗触觉(浅感觉)传导通路

第1级神经元位于脊神经节内。第2级神经元的胞体在脊髓后角固有核(位于第Ⅰ、Ⅳ～Ⅶ层),其轴突经白质前连合上行1～2个脊髓节段,后交叉至对侧,在外侧索和前索内上行,分别形成脊髓丘脑侧束(痛、温觉)和脊髓丘脑前束(粗触觉)。第3级神经元的胞体在背侧丘脑腹后外侧核,其轴突经内囊后肢投射到大脑皮质中央后回的中、上部和中央旁小叶后部。注意理解交叉前、后损伤的主要临床表现。

### 3. 头面部痛、温觉和粗触觉(浅感觉)传导通路

第1级神经元位于三叉神经节内。第2级神经元的胞体在脑干内的三叉神经脑桥核和三叉神经脊束核,其轴突交叉至对侧组成三叉丘系。第3级神经元的胞体在背侧丘脑腹后内侧核,其轴突形成丘脑中央辐射经内囊后肢投射至大脑皮质中央后回的下部。注意理解交叉前、后损伤的主要临床表现。

### 4. 视觉传导通路和瞳孔对光反射通路

(1)视觉传导通路　第1级神经元为眼球视网膜上的双极细胞。第2级神经元为视网膜上的节细胞,其轴突形成视神经,经视神经管入颅,形成视交叉后延续为视束。在视交叉中,来自两眼鼻侧半视网膜的纤维交叉;来自颞侧半视网膜的纤维不交叉。第3级神经元胞体位于外侧膝状体内,其轴突形成视辐射,经内囊后肢投射至大脑半球距状沟两侧皮质。注意理解视觉传导通路中视神经、视交叉中央部、视交叉外侧部及视束以后结构损伤的临床表现。

(2)瞳孔对光反射通路　传入神经包括视神经、视交叉和视束,反射中枢位于脑干的上丘臂、顶盖前区、双眼动眼神经副核,传出神经为动眼神经(副交感纤维,经睫状神经节换元后发出睫状短神经至瞳孔括约肌)。注意理解各部分损伤所致

的瞳孔对光反射的改变。

**5. 听觉传导通路**

第 1 级神经元的胞体在蜗神经节内的双极细胞,其中枢突形成蜗神经。第 2 级神经元的胞体在蜗神经腹侧、背侧核,其轴突大部分交叉至对侧形成外侧丘系,少数纤维不交叉进入同侧外侧丘系走行,最终到达下丘。第 3 级神经元位于下丘,由下丘发出纤维经下丘臂到达内侧膝状体,内侧膝状体发出纤维形成听辐射,经内囊后肢投射至大脑半球颞横回附近的皮质。注意理解听觉传导通路中交叉前、后结构损伤的临床表现。

## 二、运动(下行)传导通路

在锥体系及锥体外系模型上观察。

**1. 锥体系(pyramidal system)**

(1)**皮质脊髓束** 上运动神经元为中央前回中、上部和中央旁小叶前部的锥体细胞,其轴突形成皮质脊髓束,下行经内囊后肢至延髓锥体,75%～90%的纤维交叉至对侧,形成皮质脊髓侧束,在对侧脊髓的外侧索内下行,逐节终止于脊髓前角细胞。小部分没有交叉的纤维形成皮质脊髓前束,在同侧脊髓的前索内下降终止于两侧脊髓前角细胞(仅到达上胸节)。下运动神经元为脊髓前角细胞,其轴突形成脊神经。注意观察皮质脊髓束在内囊、脑干各部和脊髓的位置及交叉位置,思考此传导通路的上、下神经元损伤会出现的临床表现。上运动神经元损伤的患者表现为肌张力增高、硬瘫、深反射亢进、浅反射减弱或消失、出现病理反射、肌萎缩早期不明显等;下运动神经元损伤的患者表现为肌张力消失、软瘫、深反射消失、浅反射消失、病理反射不出现、肌萎缩明显等。

(2)**皮质核束** 上运动神经元为中央前回下部等处的锥体细胞,其轴突集合形成皮质核束,大部分纤维经内囊膝下行陆续分出至双侧脑神经运动核(动眼神经核、滑车神经核、展神经核、三叉神经运动核、面神经核上部、疑核和副神经核),小部分纤维完全交叉止于对侧面神经核下半和舌下神经核。下运动神经元为脑干内的上述 8 个躯体运动神经核团,其轴突形成相应脑神经。注意理解核上、下瘫的临床表现。

**2. 锥体外系**

锥体外系主要通路包括:皮质-新纹状体-背侧丘脑-皮质环路,新纹状体-黑质环路,皮质-脑桥-小脑-皮质环路。

(孟庆玲)

# 第十五章 脑和脊髓的被膜、血管及脑脊液循环

>>> **概要**

　　脊髓和脑的被膜由外向内依次为硬膜、蛛网膜和软膜。硬脊膜与椎管骨膜之间为硬膜外隙,内有脊神经根通过;脊髓蛛网膜与软脊膜之间形成蛛网膜下隙,容纳脑脊液。硬脑膜在颅腔内形成大脑镰、小脑幕及硬脑膜窦等结构;脑蛛网膜突入上矢状窦形成蛛网膜粒;软脑膜突入脑室腔形成脉络丛。脑的动脉来源于颈内动脉和椎动脉,故可将脑的动脉分为颈内动脉系和椎-基底动脉系。颈内动脉发出大脑前动脉、大脑中动脉及后交通动脉等;椎-基底动脉发出大脑后动脉等,并在脑底形成大脑动脉环。脑脊液由脑室脉络丛产生,经侧脑室、第三脑室、第四脑室、蛛网膜下隙及蛛网膜粒回流入上矢状窦。

>>> **实验目的与要求**

　　□掌握各层脊髓被膜的名称及特点;掌握蛛网膜下隙及硬膜外隙的概念和临床意义。

　　□掌握各层脑膜的名称;掌握硬脑膜的组成、特点、主要形成物和硬脑膜窦的名称、位置和引流。熟悉海绵窦的位置、内容物和交通;熟悉蛛网膜粒和脉络丛的概念。

　　□掌握颈内动脉、椎动脉和基底动脉的行程及主要分支;掌握大脑动脉环的组成。熟悉大脑前、中、后动脉的主要供血区。了解脊髓动脉的来源及分布特点;了解脑和脊髓的静脉。

　　□掌握脑室系统的组成及脑脊液循环的途径。

>>> **实验教具**

　　□标本:脊髓及其被膜的离体标本,硬脑膜标本,硬脑膜窦标本,经海绵窦的头部冠状切面标本,头颅正中矢状切面标本,脑底面、内侧面、外侧面的动脉标本,脑浅、深静脉标本,脑室铸形标本等。

□模型：颈椎横断面模型（示脊髓及其被膜），脑动脉模型，脑浅、深静脉模型，脑室铸型模型等。

□其他：挂图、图谱、课件、教学录像、多媒体数码互动解剖学教学系统等。

## 一、脊髓的被膜

在脊髓及其被膜的离体标本及颈椎横断面模型（示脊髓及其被膜）上观察。

脊髓的表面可见 3 层被膜包裹，由外向内依次为硬脊膜、脊髓蛛网膜和软脊膜。**硬脊膜**厚而坚韧；**脊髓蛛网膜**薄而透明，不含血管，紧贴于硬脊膜内面；**软脊膜**薄而富含血管，紧贴在脊髓表面，在脊髓下端包裹脊髓圆锥延续为**终丝**，向下与尾骨相连。

硬脊膜与椎管骨膜之间的间隙为**硬膜外隙**（epidural space），内含疏松结缔组织、脂肪组织、淋巴管和静脉丛等。此间隙不与颅内相通，有脊神经根通过，是临床硬膜外麻醉药物注入的部位。脊髓蛛网膜与软脊膜之间的间隙为**蛛网膜下隙**（subarachnoid space），其中充满脑脊液。模拟脑脊液穿刺，观察穿刺时经过的结构（分别为皮肤、浅筋膜、棘上韧带、棘间韧带、黄韧带、硬膜外隙、硬脑膜、脑蛛网膜和蛛网膜下隙）。

## 二、脑的被膜

脑的被膜由外向内依次为硬脑膜、脑蛛网膜及软脑膜。

### 1. 硬脑膜及其形成结构

在硬脑膜标本、硬脑膜窦标本和经海绵窦的头部冠状切面标本观察。

（1）硬脑膜形成的结构　硬脑膜为厚而坚韧的双层膜，其间有脑膜中动脉走行。在颅腔内硬脑膜主要形成大脑镰、小脑幕、鞍膈及小脑镰。

①**大脑镰**：镰刀形，深入大脑纵裂，分隔两大脑半球。

②**小脑幕**：半月形，深入大脑横裂，分隔大脑枕叶和小脑半球，其后外侧缘附着于枕骨和颞骨，前内侧缘游离形成幕切迹。注意观察小脑幕切迹与中脑的位置关系。

（2）硬脑膜窦　观察主要硬脑膜窦的位置及交通。

①**上矢状窦**：位于大脑镰上缘，向后通窦汇。

②**下矢状窦**：位于大脑镰下缘，向后汇入直窦。

③**直窦**：位于大脑镰和小脑幕相接处，向后通窦汇。

④**横窦**：位于小脑幕后外侧缘附着处的枕骨横窦沟处，连接窦汇与乙状窦。

⑤**乙状窦**：位于乙状窦沟内，在颈静脉孔处移行为颈内静脉。

⑥**海绵窦**：位于蝶鞍两侧，是两层硬脑膜之间的不规则腔隙。窦的内侧壁有

颈内动脉和展神经通过。在窦的外侧壁，自上而下有动眼神经、滑车神经、三叉神经的分支眼神经和上颌神经通过。

**2. 脑蛛网膜**

在头颅正中矢状切面标本上观察。

在上矢状窦内，脑的蛛网膜形成的许多"绒毛状"突起为**蛛网膜粒**。脑脊液可经此回流入上矢状窦。

**3. 软脑膜**

在头颅正中矢状切面标本和脑室模型上观察。

软脑膜薄而富有血管，紧贴于脑表面并深入沟、裂之中。在某些部位，软脑膜参与形成脉络组织和脉络丛。在侧脑室的中央部和下角、第三脑室与第四脑室顶部，呈长索条葡萄状的细突起为**脉络丛**，是产生脑脊液的部位。

## 三、脑和脊髓的血管

**1. 脑的动脉**

在脑底面、内侧面及外侧面动脉标本及脑动脉模型上观察。

（1）颈内动脉及分支　在视交叉前外侧可见左、右颈内动脉末端及其分支大脑前动脉、大脑中动脉及后交通动脉。

①**大脑前动脉**：进入大脑纵裂，沿胼胝体沟向后行，发出分支分布于顶枕沟以前的半球内侧面及额叶底面一部分和额、顶两叶的上外侧面的上部。

②**大脑中动脉**：沿外侧沟向后上行走，分支分布于大脑半球上外侧面的大部分。

③**后交通动脉**：向后连于大脑后动脉。

（2）椎-基底动脉及分支　左、右椎动脉在延髓脑桥沟处汇合成1条**基底动脉**，沿脑桥基底沟上行至脑桥上缘，发出终末支左、右大脑后动脉。**大脑后动脉**绕大脑脚向后，到达枕叶和颞叶的内侧面及底面。此外，椎动脉与基底动脉还可沿途发出分支营养脊髓、小脑和脑干。

（3）**大脑动脉环**　大脑动脉环（Willis 环）由两侧大脑前动脉的起始段、两侧颈内动脉末段、两侧大脑后动脉借前、后交通动脉共同组成；位于脑底下方，环绕视交叉、灰结节及乳头体周围。

**2. 脊髓的动脉**

在离体脊髓标本上观察。

由两侧椎动脉发出的左、右脊髓前动脉在延髓腹侧面下部合成一干，沿脊髓前正中裂下行；脊髓后动脉由椎动脉发出，向后进入脊髓后外侧沟下行。

**3. 脑和脊髓的静脉**

在脑浅、深静脉标本和模型、离体脊髓标本和颈椎横断面模型上观察。

（1）脑的静脉

①浅组：包括大脑上静脉、大脑中静脉和大脑下静脉。**大脑上静脉**（外侧沟以上）收集大脑半球上外侧面和内侧面上部的血液，注入上矢状窦；**大脑下静脉**（外侧沟以下）收集大脑半球上外侧面下部和半球下面的血液，主要注入横窦和海绵窦。大脑中静脉又分为浅、深两组：**大脑中浅静脉**沿外侧沟向前下，注入海绵窦，收集半球上外侧面近外侧沟附近的静脉；**大脑中深静脉**收集脑岛的血液，最终汇合形成基底静脉。基底静脉注入大脑大静脉。

②深组：包括大脑内静脉和大脑大静脉。大脑内静脉由脉络膜静脉和丘脑纹静脉在室间孔后上缘汇合形成，向后至松果体后方，与对侧的大脑内静脉汇合形成一条**大脑大静脉**，在胼胝体压部的后下方注入直窦。

（2）脊髓的静脉　脊髓前、后静脉由脊髓内的小静脉汇集而成，通过前、后根静脉注入硬膜外隙的椎内静脉丛。

## 四、脑脊液循环

在头颅正中矢状切面标本、脑室铸形标本及脑室铸型模型上观察。

注意观察侧脑室、第三脑室、中脑水管及第四脑室的外形及交通情况，观察各脑室脉络丛的位置及突入上矢状窦内的蛛网膜粒，辨认室间孔、第四脑室外侧孔及正中孔，理解脑脊液的产生部位及循环途径。

（孟庆玲）

# 第十六章　内分泌系统

>>> **概要**

　　内分泌系统由内分泌腺和内分泌组织组成。内分泌腺包括甲状腺、甲状旁腺、垂体、肾上腺和松果体等,其分泌的物质为激素,直接进入血液循环。激素作用于特定的靶器官。内分泌组织以细胞团分散于机体的器官或组织内,如睾丸内的间质细胞及卵巢内的卵泡和黄体等。内分泌系统与神经系统相辅相成,共同维持机体内环境的平衡和稳定,调节机体的生长发育和各种代谢活动,并调控生殖,影响各种行为。

>>> **实验目的与要求**

　　□掌握内分泌系统的组成及结构特点。
　　□熟悉甲状腺、肾上腺、垂体、松果体的形态、位置和功能。

>>> **实验教具**

　　□标本:全身内分泌腺标本,甲状腺标本(连喉和气管),头颅正中矢状切面标本等。
　　□模型:甲状腺模型,头颅正中矢状切面模型等。
　　□其他:挂图、图谱、课件、教学录像、多媒体数码互动解剖学教学系统等。

## 一、内分泌腺概述

　　在全身内分泌腺标本及挂图上观察。
　　在颅腔,垂体窝内有垂体;中脑上丘上方、背侧丘脑后上方有松果体。在颈部,喉与气管的前方有**甲状腺**,甲状腺侧叶的后方有**甲状旁腺**。在胸腔,胸骨柄的后方有**胸腺**。在腹腔,肾脏的上方有**肾上腺**;盆腔的侧壁有**卵巢**(女性);阴囊内有**睾丸**(男性)。

## 二、甲状腺和甲状旁腺

　　在甲状腺标本(连喉和气管)及甲状腺模型上观察。

**1. 甲状腺**

甲状腺位于颈前部,灰黄色,呈"H"形,由左、右侧叶和中间的甲状腺峡组成。甲状腺的侧叶位于喉下部和气管颈部的前外侧,上端到达甲状软骨中部,下端至第 6 气管软骨环。甲状腺峡位于第 2～4 气管软骨环的前方。注意:气管切开术常在第 3～5 气管软骨环处施行。

**2. 甲状旁腺**

甲状旁腺是黄豆大小的扁椭圆形腺体,位于甲状腺侧叶的后方,通常有上、下2 对。上甲状旁腺的位置较恒定,位于甲状腺侧叶后缘上、中 1/3 交界处;下甲状旁腺的位置变异较大,多位于甲状腺侧叶后缘靠近下端的甲状腺下动脉处。注意:甲状旁腺有时埋入甲状腺实质内,不易寻找。

## 三、垂体和松果体

在头颅正中矢状切面标本和模型上观察。

**垂体**位于垂体窝内,向上通过垂体柄与下丘脑的漏斗相连。**松果体**为椭圆形腺体,位于中脑上丘上方、背侧丘脑后上方。

(孟庆玲 庞 刚)

# 练习题

## 第一章　骨　学

### 一、单项选择题

1. 下列各骨中,不属于长骨的是(　　)。
　　A. 桡骨　　　　　　　　　　　　B. 指骨
　　C. 肱骨　　　　　　　　　　　　D. 肋骨
　　E. 股骨

2. 躯干骨包括(　　)。
　　A. 椎骨、尾骨、骶骨、肋骨　　　　B. 椎骨、肋骨、胸骨、锁骨
　　C. 椎骨、胸骨、肩胛骨、锁骨　　　D. 椎骨、胸骨、肋骨
　　E. 椎骨、骶骨、尾骨、肋骨、胸骨

3. 开口于中鼻道的鼻旁窦有(　　)。
　　A. 上颌窦和蝶窦　　　　　　　　B. 额窦和蝶窦
　　C. 筛窦和蝶窦　　　　　　　　　D. 筛窦前群、中群,额窦和上颌窦
　　E. 筛窦后群、中群,额窦和上颌窦

4. 卵圆孔位于(　　)。
　　A. 额骨　　　　　　　　　　　　B. 颞骨
　　C. 蝶骨　　　　　　　　　　　　D. 筛骨
　　E. 上颌骨

5. 上鼻甲是下列哪块骨的一部分(　　)。
　　A. 额骨　　　　　　　　　　　　B. 颞骨
　　C. 蝶骨　　　　　　　　　　　　D. 筛骨
　　E. 上颌骨

6. 肩胛骨下角平对(　　)。
　　A. 第 5 肋　　　　　　　　　　　B. 第 6 肋
　　C. 第 7 肋　　　　　　　　　　　D. 第 8 肋
　　E. 第 9 肋

7. 下列关于肱骨的描述中,正确的是(　　)。

A. 上端与体交界处稍细,称解剖颈

B. 肱骨头周围的环形浅沟称外科颈

C. 体的后面有自外上斜向内下的桡神经沟

D. 三角肌粗隆可在体表摸到

E. 下端外侧部为肱骨小头

8. 下列各骨中,属于腕骨的是(　　　)。

　　A. 跟骨　　　　　　　　　　　B. 楔骨

　　C. 三角骨　　　　　　　　　　D. 距骨

　　E. 足舟骨

9. 下列关于髋骨的描述中,错误的是(　　　)。

　　A. 由髂骨、耻骨和坐骨组成　　　B. 髂骨构成髋骨上部

　　C. 坐骨构成髋骨下部　　　　　　D. 耻骨构成髋骨前下部

　　E. 左、右髋骨与骶骨构成骨盆

## 二、多项选择题

1. 下列各骨中,属于扁骨的有(　　　)。

　　A. 上颌骨　　　　　　　　　　B. 下颌骨

　　C. 肩胛骨　　　　　　　　　　D. 肋骨

　　E. 顶骨

2. 成人红骨髓位于(　　　)。

　　A. 髂骨内　　　　　　　　　　B. 长骨两端的骨松质里

　　C. 胸骨内　　　　　　　　　　D. 骨髓腔内

　　E. 椎骨体内

3. 下列各骨中,属于成对的脑颅骨的有(　　　)。

　　A. 额骨　　　　　　　　　　　B. 顶骨

　　C. 枕骨　　　　　　　　　　　D. 颞骨

　　E. 筛骨

4. 下列关于股骨的描述中,正确的是(　　　)。

　　A. 长度为体高的1/3　　　　　B. 上端股骨头朝向外上

　　C. 股骨头下外侧称股骨颈　　　D. 大转子是重要的体表标志

　　E. 下端的内、外侧髁最突起处分别为内、外上髁

## 三、名词解释

1. 椎孔(vertebral foramen)

2.椎间孔(intervertebral foramina)

3.胸骨角(sternal angle)

4.翼点(pterion)

5.尺神经沟

四、简答题

1.简述椎骨的一般形态及各部椎骨的典型特征。

2.简述鼻旁窦的名称、位置及开口部位。

3.简述颅骨的分类。

4.简述上、下肢骨的配布方式。

**五、绘图题**

绘制"胸椎侧面观"简图,并标注以下结构:椎体、上肋凹、下肋凹、下关节突、上关节突、棘突、横突、横突肋凹、椎下切迹、椎上切迹。

(焦 轶 孟庆玲)

# 第二章　关节学

## 一、单项选择题

1. 关节(滑膜关节)的基本结构包括(　　)。
   A. 关节面、关节盘、关节腔　　　　B. 关节面、关节囊、关节盘
   C. 关节面、关节软骨、关节腔　　　D. 关节软骨、关节腔、关节囊
   E. 关节面、关节囊、关节腔

2. 关节沿矢状轴可做(　　)。
   A. 收和展　　　　　　　　　　　B. 屈和伸
   C. 旋转　　　　　　　　　　　　D. 环转
   E. 移动

3. 髓核易突出的方向是(　　)。
   A. 前外侧　　　　　　　　　　　B. 左侧
   C. 右侧　　　　　　　　　　　　D. 后外侧
   E. 前内侧

4. 下列关于肩关节的描述中,正确的是(　　)。
   A. 关节囊厚而紧张　　　　　　　B. 关节腔内有关节盘
   C. 关节盂深而大　　　　　　　　D. 关节囊内有肱二头肌长头腱通过
   E. 关节囊内有肱二头肌短头通过

5. 不参与桡腕关节组成的是(　　)。
   A. 舟骨　　　　　　　　　　　　B. 月骨
   C. 三角骨　　　　　　　　　　　D. 尺骨下端
   E. 桡骨下端

6. 下列关于骨盆的描述中,错误的是(　　)。
   A. 由左、右髋骨与骶、尾骨及其骨连结形成
   B. 以界线分大、小骨盆
   C. 人体直立时,骨盆上口向上
   D. 两侧耻骨之间的夹角为耻骨下角
   E. 耻骨联合由两侧耻骨联合面借耻骨间盘连结而成

7. 下列关于髋关节的描述中,错误的是(　　)。
   A. 由髋臼与股骨头构成　　　　　B. 髋臼唇由纤维软骨构成
   C. 股骨颈被关节囊全部包裹　　　D. 关节囊内有股骨头韧带
   E. 关节囊外有髂股韧带加强

8. 膝关节前交叉韧带的作用是(　　)。
   A. 限制胫骨向前移动　　　　　　B. 限制胫骨向右移动

C.限制胫骨外旋　　　　　　　　D.限制胫骨内旋

E.限制膝关节过伸

9.踝关节最不稳定的体位是（　　　）。

A.足跖屈　　　　　　　　　　　B.足背屈

C.足内翻　　　　　　　　　　　D.足外翻

E.足跖屈和外翻

**二、多项选择题**

1.关节的辅助结构包括（　　　）。

A.韧带　　　　　　　　　　　　B.关节盘

C.关节唇　　　　　　　　　　　D.滑膜囊

E.关节囊

2.下列关于椎间盘的描述中，正确的是（　　　）。

A.是位于相邻椎体间的关节盘　　B.中央是髓核

C.周围是纤维环　　　　　　　　D.颈部和腰部活动度最大

E.纤维环是透明软骨

3.下列各关节中，参与前臂旋转的有（　　　）。

A.肱桡关节　　　　　　　　　　B.肱尺关节

C.桡尺近侧关节　　　　　　　　D.桡尺远侧关节

E.桡腕关节

4.下列关于膝关节的描述中，正确的是（　　　）。

A.是人体最大、最复杂的关节　　B.没有囊外韧带

C.关节囊广阔而松弛　　　　　　D.关节囊内无滑膜襞

E.可做屈伸运动及半屈位时可做小幅度的内收和外展

5.下列各关节中，有关节内韧带的是（　　　）。

A.肩关节　　　　　　　　　　　B.肘关节

C.髋关节　　　　　　　　　　　D.膝关节

E.踝关节

**三、名词解释**

1.椎间盘(intervertebral disc)

2.肋弓

3. 界线

4. 足弓

## 四、简答题

1. 简述脊柱的组成、骨连结方式和运动形式。

2. 简述肩关节的组成、结构特点和运动形式。

3. 简述膝关节的组成、结构特点及运动形式。

## 五、绘图题

1. 绘制"椎骨间连结(侧面观)"简图,并标注以下结构:髓核、纤维环、前纵韧带、后纵韧带、棘上韧带、棘间韧带、黄韧带、椎间孔、椎弓、椎体。

　　2. 绘制"膝关节(前面观)"简图,并标注以下结构:股四头肌肌腱、髌骨、胫侧副韧带、髌韧带、腓侧副韧带、腓骨、胫骨、小腿骨间膜、股骨、髂胫束。

（焦　轶　孟庆玲）

# 第三章　肌　学

## 一、单项选择题

1. 下列各肌中,负责张口的为(　　　)。

    A. 咬肌　　　　　　　　　　　B. 颞肌

    C. 颊肌　　　　　　　　　　　D. 翼内肌

    E. 翼外肌

2. 下列关于斜角肌间隙的描述中,正确的是(　　　)。

    A. 由前斜角肌、中斜角肌和后斜角肌围成

    B. 由前斜角肌、中斜角肌和第 1 肋围成

    C. 由中斜角肌、后斜角肌和第 1 肋围成

    D. 有锁骨下动、静脉和臂丛通过

    E. 有锁骨下静脉和臂丛通过

3. 下列关于竖脊肌的描述中,正确的是(　　　)。

    A. 是背部最强大的屈肌　　　　B. 位于背部浅层

    C. 收缩时使脊柱后伸和仰头　　D. 是全身最大的阔肌

    E. 位于背部的深层

4. 下列关于膈的描述中,错误的是(　　　)。

    A. 位于胸、腹腔之间

    B. 止于中央的中心腱

    C. 膈上有 3 个裂孔,分别为主动脉裂孔、食管裂孔和腔静脉孔

    D. 膈为主要的呼吸肌

    E. 其薄弱区为中心腱

5. 下列关于腹股沟韧带的描述中,正确的是(　　　)。

    A. 位于两侧髂前上棘之间　　　B. 由腹内斜肌腱膜构成

    C. 为腹股沟管的前壁　　　　　D. 由腹外斜肌腱膜构成

    E. 由腹横肌腱膜构成

6. 下列关于臂肌前群的描述中,正确的是(　　　)。

    A. 只包括肱二头肌和喙肱肌　　B. 只包括肱二头肌和肱肌

    C. 均能屈肘关节　　　　　　　D. 全部起于肩胛骨

    E. 全部为屈肌

## 二、多项选择题

1. 下列各肌中,具有引体向上作用的有(　　　)。

    A. 胸大肌　　　　　　　　　　B. 前锯肌

    C. 斜方肌　　　　　　　　　　D. 背阔肌

E. 竖脊肌

2. 下列各肌中,具有屈肘关节作用的有(　　)。

A. 肱二头肌            B. 肱三头肌

C. 肱肌                D. 指浅屈肌

E. 指深屈肌

3. 下列各肌中,具有屈膝关节作用的有(　　)。

A. 股四头肌          B. 股二头肌

C. 缝匠肌              D. 小腿三头肌

E. 半膜肌

## 三、名词解释

1. 斜角肌间隙(scalene fissure)

2. 腹股沟韧带(inguinal ligament)

3. 肱二头肌

4. 小腿三头肌(triceps surae)

## 四、简答题

1. 简述膈的位置、形态特点及功能。

2. 简述腹股沟管的位置、构造及穿行结构。

## 五、绘图题

绘制"膈与腹后壁肌"简图,并标注以下结构:膈(肌部)、中心腱、主动脉裂孔、食管裂孔、腔静脉孔、膈脚、髂肌、腰大肌、腹股沟韧带、腹横肌、腹内斜肌、腹外斜肌。

(李少兵)

# 第四章  消化系统

## 一、单项选择题

1. 上消化道不包括(　　)。

    A. 口腔　　　　　　　　　　　B. 十二指肠

    C. 空肠　　　　　　　　　　　D. 胃

    E. 食管

2. 下消化道不包括(　　)。

    A. 盲肠　　　　　　　　　　　B. 十二指肠

    C. 回肠　　　　　　　　　　　D. 结肠

    E. 直肠

3. 下列结构中,不参与咽峡组成的是(　　)。

    A. 腭垂　　　　　　　　　　　B. 腭舌弓

    C. 腭帆后缘　　　　　　　　　D. 腭咽弓

    E. 舌根

4. 下列结构中,不含味蕾的是(　　)。

    A. 轮廓乳头　　　　　　　　　B. 菌状乳头

    C. 软腭的黏膜上皮　　　　　　D. 丝状乳头

    E. 会厌的黏膜上皮

5. 腮腺开口于(　　)。

    A. 舌下阜

    B. 舌下襞

    C. 平对上颌第 2 磨牙相对的颊黏膜

    D. 舌系带

    E. 舌根

6. 下颌下腺开口于(　　)。

    A. 舌下阜　　　　　　　　　　B. 舌下襞

    C. 口腔前庭颊黏膜　　　　　　D. 开口于颊黏膜

    E. 开口于舌黏膜

7. 咽鼓管咽口位于(　　)。

    A. 鼻咽的侧壁　　　　　　　　B. 喉咽的侧壁

    C. 咽鼓管圆枕的上方　　　　　D. 蝶筛隐窝处

    E. 中鼻甲的后方

8. 胃的分部不包括(　　)。

    A. 贲门部　　　　　　　　　　B. 胃底

C. 胃体　　　　　　　　　　　　D. 幽门部

E. 角切迹

9. 下列关于十二指肠的描述中,正确的是(　　　)。

A. 呈"C"形包绕胰体

B. 上部又称球部

C. 降部前外侧壁有十二指肠大乳头

D. 降部于第 1～3 腰椎的右侧及右肾内侧缘前面下降

E. 水平部续空肠

10. 十二指肠大乳头位于(　　　)。

A. 上部　　　　　　　　　　　　B. 降部

C. 水平部　　　　　　　　　　　D. 升部

E. 十二指肠空肠曲

11. 下列关于大肠的描述中,正确的是(　　　)。

A. 各部均有结肠带、结肠袋和肠脂垂

B. 盲肠为大肠的起始部,位于右髂窝

C. 结肠可分为升结肠、横结肠和降结肠 3 部

D. 直肠的会阴曲凸向后

E. 阑尾的末端连于盲肠

12. 阑尾根部的体表投影是(　　　)。

A. 脐与右髂前上棘连线的中、外 1/3 交点处

B. 脐与右髂前上棘连线中、内 1/3 交点处

C. 两侧髂前上棘连线的中点处

D. 两侧髂结节连线的中、右 1/3 交点处

E. 脐与右髂前下棘连线的中、外 1/3 交点处

13. 肝门通过物不包括(　　　)。

A. 肝固有动脉分支　　　　　　　B. 肝门静脉及其分支

C. 左肝管　　　　　　　　　　　D. 肝静脉

E. 右肝管

14. 下列关于胆囊三角(Calot 三角)的描述中,正确的是(　　　)。

A. 由肝总管、胆囊管和肝的脏面围成

B. 由肝左、右管和肝的脏面围成

C. 由肝右管、胆囊管和尾状叶围成

D. 由胆总管、肝固有动脉和肝的脏面围成

E. 由肝总管、肝门静脉和方叶围成

## 二、多项选择题

1. 下列器官中,属于消化腺的有(　　)。

   A. 甲状腺　　　　　　　　B. 脾

   C. 胰　　　　　　　　　　D. 舌腺

   E. 舌下腺

2. 下列部位中,与咽腔相交通的有(　　)。

   A. 口腔　　　　　　　　　B. 鼻腔

   C. 鼓室　　　　　　　　　D. 喉腔

   E. 食管

3. 胃分为(　　)。

   A. 贲门部　　　　　　　　B. 胃底

   C. 胃体　　　　　　　　　D. 幽门窦

   E. 幽门管

4. 下列关于结肠的描述中,正确的是(　　)。

   A. 分为升、横、降、乙状结肠 4 部分

   B. 属于腹膜内位器官

   C. 乙状结肠无系膜,故活动度小

   D. 横结肠活动度大

   E. 升结肠移行为横结肠的转折处称肝曲

5. 下列结构中,参与围成胆囊三角的有(　　)。

   A. 肝右管　　　　　　　　B. 肝总管

   C. 胆总管　　　　　　　　D. 胆囊管

   E. 肝

## 三、名词解释

1. 咽峡(isthmus of fauces)

2. 十二指肠悬韧带

3. McBurney 点

4. 齿状线(dentate line)

5. 肝门（porta hepatis）

6. 胆囊三角

## 四、简答题

1. 简述大唾液腺的名称、位置及导管开口。

2. 简述咽的位置、分部和交通。

3. 简述食管的分部及生理性狭窄。

4. 简述胃的位置、形态和分部。

5. 简述肝的脏面"H"形沟的形态特点及穿行结构。

6. 简述肝外胆道的组成及进食后胆汁的排出途径。

## 五、绘图题

绘制"小肠和大肠"简图，并标注以下结构：阑尾、盲肠、升结肠、横结肠、降结肠、乙状结肠、直肠、肛管、空肠、回肠。

（梁　亮）

# 第五章　呼吸系统

**一、单项选择题**

1.上呼吸道包括(　　)。

　　A.中鼻道以上的鼻腔　　　　　　B.口、鼻和咽 3 部分

　　C.鼻、咽和喉三部分　　　　　　D.主支气管以上的呼吸道

　　E.鼻、咽、喉和气管

2.开口于上鼻道的鼻旁窦是(　　)。

　　A.蝶窦　　　　　　　　　　　　B.额窦

　　C.筛窦前、中群　　　　　　　　D.筛窦后群

　　E.上颌窦

3.成对的喉软骨是(　　)。

　　A.甲状软骨　　　　　　　　　　B.会厌软骨

　　C.环状软骨　　　　　　　　　　D.杓状软骨

　　E.以上均不是成对的

4.下列关于气管的描述中,正确的是(　　)。

　　A.颈、胸两部的分界标志是胸骨角平面

　　B.在第 4 胸椎体下缘平面分为左、右主支气管

　　C.分杈处称气管隆嵴

　　D.软骨环完整,呈"O"形

　　E.气管切开术通常在第 1～3 气管软骨环处进行

5.右主支气管的特点是(　　)。

　　A.细而短　　　　　　　　　　　B.粗而短

　　C.细而长　　　　　　　　　　　D.粗而长

　　E.较倾斜

6.下列关于肺的外形的描述中,错误的是(　　)。

　　A.右肺较宽短　　　　　　　　　B.左肺较狭长

　　C.左肺分为二叶　　　　　　　　D.右肺分为三叶

　　E.右肺有心切迹

7.下列结构中,不参与构成肺根的是(　　)。

　　A.肺动脉　　　　　　　　　　　B.肺静脉

　　C.叶支气管　　　　　　　　　　D.神经

　　E.淋巴管

8.下列关于胸膜腔的描述中,错误的是(　　)。

　　A.腔内呈负压　　　　　　　　　B.腔内有少量滑液

C. 左、右胸膜腔不相通          D. 胸膜腔也叫胸腔

E. 是位于脏、壁两层胸膜间的潜在性腔隙

9. 壁胸膜的分部不包括(      )。

A. 肋胸膜                    B. 膈胸膜

C. 纵隔胸膜                  D. 脏胸膜

E. 胸膜顶

10. 下列关于肋膈隐窝的描述中,正确的是(      )。

A. 位于脏胸膜与壁胸膜转折处

B. 位于肋胸膜与纵隔胸膜转折处

C. 位于肋胸膜与膈胸膜转折处

D. 位于壁胸膜各部互相转折处

E. 深呼吸时,肺下缘充满此隐窝

**二、多项选择题**

1. 下列关于呼吸系统的描述中,正确的是(      )。

A. 由呼吸道和肺组成

B. 其功能仅是进行气体交换

C. 鼻、咽、喉称为上呼吸道

D. 主支气管及其在肺内的分支称为下呼吸道

E. 呼吸道壁均以骨作为支架

2. 下列关于鼻旁窦的描述中,正确的是(      )。

A. 为鼻的组成部分            B. 指鼻腔周围含气骨腔的总称

C. 包括上颌窦、额窦、筛窦和蝶窦    D. 上颌窦是其中最大的一对

E. 对发音起共鸣作用

3. 下列关于喉腔的描述中,正确的是(      )。

A. 上经喉口与喉咽相通

B. 下于环状软骨下缘接气管

C. 借前庭裂和声门裂分为上、中、下 3 部

D. 喉中间腔容积最小

E. 最狭窄部位是声门裂

4. 下列关于左、右主支气管的描述中,正确的是(      )。

A. 以软骨环作支架

B. 参与肺根的组成

C. 左主支气管跨越食管前面

D. 气管内异物多坠入右主支气管

E. 于肺门处各分两支叶支气管

5.下列关于胸膜的描述中,正确的是(　　)。

　　A.是一薄层浆膜,可分为脏、壁2层

　　B.脏胸膜被覆肺的表面

　　C.脏、壁胸膜在肺根表面及下方相互移行

　　D.壁胸膜在肺尖上方形成胸膜顶

　　E.脏、壁胸膜共同围成胸膜腔

## 三、名词解释

1.肺门(hilum of lung)

2.肋膈隐窝

3.纵隔(mediastinum)

## 四、简答题

1.简述鼻旁窦的名称、位置和开口。

2.简述喉的位置和喉腔的分部。

3.简述气管的位置、分部及气管异物易坠入主支气管的原因。

4.简述纵隔的定义与分部。

**五、绘图题**

绘制"肺的形态(前面观)"简图,并标注以下结构:喉、气管、左主支气管、右主支气管、肺尖、肺底、斜裂、右肺水平裂,上叶、中叶、下叶。

(梁　亮)

# 第六章　泌尿系统

## 一、单项选择题

1. 下列关于肾的形态的描述中,错误的是(　　)。

A. 为实质性器官,形似蚕豆

B. 分为上、下端,内、外侧缘和前、后面

C. 上端窄而厚,下端宽而薄

D. 前面较凸,朝向前外侧

E. 后面较平,贴靠腹后壁

2. 下列关于肾冠状切面的描述中,错误的是(　　)。

A. 肾实质分为皮质和髓质两部分

B. 肾皮质位于肾实质的浅层,髓质位于肾实质的深层

C. 肾皮质伸入肾锥体之间的部分称肾柱

D. 肾锥体的尖端朝向皮质

E. 肾大盏有 2~3 个

3. 肾区位于(　　)。

A. 竖脊肌内侧缘与第 12 肋的夹角处

B. 竖脊肌外侧缘与第 12 肋的夹角处

C. 腰大肌内侧缘与第 12 肋的夹角处

D. 腰大肌外侧缘与第 12 肋的夹角处

E. 竖脊肌外侧缘与第 11 肋的夹角处

4. 下列关于膀胱的描述中,正确的是(　　)。

A. 成人膀胱空虚时,膀胱尖超出耻骨联合的上缘

B. 膀胱底朝向下方

C. 膀胱空虚时,膀胱三角内有黏膜皱襞

D. 膀胱三角的上角为尿道内口

E. 膀胱三角的两侧角为输尿管口

5. 男性膀胱颈下邻(　　)。

A. 尿生殖膈　　　　　　　　B. 前列腺

C. 尿道膜部　　　　　　　　D. 直肠壶腹

E. 肛管

6. 膀胱结核和肿瘤好发于(　　)。

A. 膀胱底　　　　　　　　　B. 膀胱体

C. 膀胱颈                             D. 膀胱尖

E. 膀胱三角

## 二、多项选择题

1. 下列结构中,位于肾窦内的是(　　　　)。

A. 肾柱                              B. 肾小盏、肾大盏

C. 肾锥体                           D. 肾盂

E. 脂肪组织

2. 下列关于肾的结构的描述中,正确的是(　　　　)。

A. 一侧肾大盏有 2～3 个

B. 肾盂由肾大盏汇合而成

C. 肾盂和输尿管的起始段位于肾窦内

D. 肾小盏包绕在肾乳头周围

E. 肾柱位于肾锥体之间

3. 肾蒂内结构包括(　　　　)。

A. 肾动脉                              B. 肾静脉

C. 肾盂                                 D. 神经

E. 淋巴管

4. 下列关于输尿管行径的描述中,正确的是(　　　　)。

A. 起于肾盏下端

B. 腹部沿腹膜后腰大肌前面下降

C. 右输尿管越过右髂外动脉起始部的前面

D. 在女性,输尿管盆部经过子宫颈外侧约 2.5 cm

E. 壁内部垂直穿过膀胱底

## 三、名词解释

1. 肾门(renal hilum)

2. 肾窦

3.膀胱三角(trigone of bladder)

## 四、简答题

简述输尿管 3 个生理性狭窄的部位及意义。

**五、绘图题**

绘制"肾的冠状切面"简图,并标注以下结构:肾皮质、肾锥体、肾柱、肾乳头、乳头孔、肾大盏、肾小盏、肾盂、肾动脉、肾静脉。

（张媛媛）

# 第七章　生殖系统

## 一、单项选择题

1. 下列关于男性生殖器功能的描述中,正确的是(　　)。

　　A. 附睾产生精子　　　　　　　　B. 精囊贮存精子

　　C. 睾丸参与输送精子　　　　　　D. 精液全部由前列腺产生

　　E. 尿道兼有排尿和排精功能

2. 下列关于精索的描述中,正确的是(　　)。

　　A. 由附睾尾至腹股沟管深环　　B. 由附睾尾至膀胱底后面

　　C. 由睾丸上端至腹股沟管浅环　　D. 由睾丸上端至腹股沟管深环

　　E. 由睾丸下端至腹股沟管深环

3. 下列关于精囊的描述中,正确的是(　　)。

　　A. 是男性内生殖器中的附属腺体

　　B. 是精子贮存和成熟的场所

　　C. 位于输精管壶腹的内侧

　　D. 位于前列腺的后面

　　E. 直接开口于尿道

4. 男性尿道外伤断裂最易发生在(　　)。

　　A. 前列腺部　　　　　　　　　　B. 膜部

　　C. 海绵体部　　　　　　　　　　D. 球部

　　E. 阴茎头

5. 下列关于输卵管的描述中,正确的是(　　)。

　　A. 位于子宫阔韧带的上缘内

　　B. 其内侧端为子宫口,外侧端为卵巢口

　　C. 输卵管峡位于输卵管壶腹的外侧

　　D. 输卵管壶腹边缘有输卵管伞

　　E. 输卵管的腹腔口开口于腹腔

6. 下列关于子宫的描述中,正确的是(　　)。

　　A. 子宫底、颈之间为子宫体,上窄下宽

　　B. 子宫口的前后缘形成前、后穹

　　C. 子宫前倾是子宫体与子宫颈之间向前的弯曲

　　D. 子宫主韧带是维持子宫正常位置、防止向下脱垂的主要结构

　　E. 借子宫阔韧带固定于骶骨前面

7. 产科常经子宫的何部位行剖宫取胎术(　　)。

　　A. 子宫体　　　　　　　　　　　B. 子宫颈阴道上部

    C. 子宫峡                   D. 子宫底

    E. 子宫颈阴道部

## 二、多项选择题

1. 下列关于男性内生殖器的描述中,正确的是( )。

    A. 由生殖腺、输精管道和附属腺组成

    B. 生殖腺是附睾

    C. 输精管道包括睾丸、输精管、射精管和尿道

    D. 附属腺有前列腺、尿道球腺和精囊

    E. 附睾产生精子,并分泌雄性激素

2. 下列关于输精管的描述中,正确的是( )。

    A. 是输送精子的管道          B. 构成精索的主要成分

    C. 输精管壶腹位于精囊的内侧     D. 管腔较细,管壁较薄

    E. 起于附睾尾

3. 下列关于前列腺的描述中,正确的是( )。

    A. 有男性尿道穿过

    B. 分泌物构成精液的主要成分

    C. 可分为前列腺底、前列腺体和前列腺尖三部分

    D. 前列腺体后面正中有前列腺沟

    E. 腺实质有射精管穿过

4. 下列关于女性内生殖器的描述中,正确的是( )。

    A. 包括生殖腺、输送管道和附属腺体

    B. 生殖腺是卵巢

    C. 输送管道只包括输卵管和阴道

    D. 卵巢分泌雌激素和产生卵子

    E. 卵子在子宫内受精并植入内膜,发育成胎儿

5. 下列关于乳房的描述中,正确的是( )。

    A. 乳腺叶和输乳管均以乳头为中心,呈放射状排列

    B. 由乳腺及大量结缔组织组成

    C. 每个乳腺叶有一个输乳管

    D. 乳头的周围有乳晕

    E. 乳房悬韧带对乳腺有固定作用

6. 下列关于会阴的描述中,正确的是( )。

    A. 有广义和狭义之分

    B. 狭义会阴是指肛门与外生殖器之间的区域

    C. 广义会阴是指狭义会阴以外的区域

D. 广义会阴的境界呈菱形,与骨盆下口一致

E. 广义会阴可分为尿生殖三角和肛门三角

## 三、名词解释

1. 精索(spermatic ligament)

2. 射精管(ejaculatory duct)

3. 子宫峡

4. 乳房悬韧带

## 四、简答题

1. 列表比较男、女生殖系统的组成。

2. 简述较小的肾盂结石经泌尿道外排可能滞留的部位。

3. 用箭头表示精子的产生及排出途径。

4. 简述子宫的正常位置、姿势及固定装置。

5.乳腺手术时宜作何种切口？简述其解剖学基础。

6.用箭头表示卵子的产生及排出途径。

**五、绘图题**

1.绘制"膀胱、前列腺、精囊（后面）"简图，并标注以下结构：膀胱、输精管、输尿管、输精管壶腹、精囊、前列腺、尿道球腺、男性尿道。

2.绘制"女性内生殖器（冠状面）"简图，并标注以下结构：卵巢、输卵管、卵巢悬韧带、子宫底、子宫体、子宫颈阴道部、子宫颈阴道上部、阴道、子宫阔韧带、子宫圆韧带。

（张媛媛）

# 第八章　腹　膜

## 一、单项选择题

1. 在仰卧位时,腹膜腔最低的部位是(　　)。

A. 直肠膀胱陷凹　　　　　　　　B. 乙状结肠隐窝

C. 肝肾隐窝　　　　　　　　　　D. 直肠子宫陷凹

E. 腹股沟外侧窝

2. 下列器官中,没有系膜的是(　　)。

A. 横结肠　　　　　　　　　　　B. 降结肠

C. 阑尾　　　　　　　　　　　　D. 空肠

E. 回肠

## 二、多项选择题

1. 腹膜形成的结构有(　　)。

A. 系膜　　　　　　　　　　　　B. 网膜

C. 陷凹　　　　　　　　　　　　D. 韧带

E. 隐窝

2. 下列器官中,属于腹膜内位器官的是(　　)。

A. 横结肠　　　　　　　　　　　B. 降结肠

C. 阑尾　　　　　　　　　　　　D. 空肠

E. 回肠

## 三、名词解释

肝十二指肠韧带(hepatoduodenal ligament)

**四、绘图题**

　　绘制"腹膜腔正中矢状切面模式图（女性）"简图，并标注腹膜内位、间位及外位器官各 3 例。

（张媛媛）

# 第九章　心血管系统

## 一、单项选择题

1. 下列关于心尖的描述中,正确的是(　　　)。
   - A. 朝向左后下方
   - B. 朝向右后下方
   - C. 朝向左后上方
   - D. 朝向左前下方
   - E. 位于左侧第 5 肋间隙、左锁骨中线外侧 1～2 cm 处

2. 心的右房室口有(　　　)。
   - A. 二尖瓣
   - B. 三尖瓣
   - C. 主动脉瓣
   - D. 肺动脉瓣
   - E. 下腔静脉瓣

3. 右心房有(　　　)。
   - A. 左上肺静脉口
   - B. 肺动脉口
   - C. 主动脉口
   - D. 心小静脉口
   - E. 上、下腔静脉口

4. 右心房内的结构有(　　　)。
   - A. 室上嵴
   - B. 肉柱
   - C. 腱索
   - D. 乳头肌
   - E. 梳状肌

5. 右心室有(　　　)。
   - A. 梳状肌
   - B. 动脉圆锥
   - C. 动脉前庭
   - D. 二尖瓣
   - E. 冠状窦瓣

6. 防止左心室的血逆流到左心房的瓣膜是(　　　)。
   - A. 二尖瓣
   - B. 三尖瓣
   - C. 主动脉瓣
   - D. 肺动脉瓣
   - E. 冠状窦瓣

7. 冠状窦注入(　　　)。
   - A. 右心房
   - B. 右心室
   - C. 左心房
   - D. 左心室
   - E. 下腔静脉

8. 卵圆窝位于(　　　)。
   - A. 室间隔左心室面
   - B. 房间隔右心房面
   - C. 心房前壁
   - D. 房间隔左心房面
   - E. 室间隔右心室面

9. 心肌正常收缩的起搏点是(　　　)。

　A. 窦房结　　　　　　　　　　　B. 房室结

　C. 结间束　　　　　　　　　　　D. 房室束

　E. 房室交点

10. 窦房结位于(　　　)。

　A. 房间隔下部的心内膜深面

　B. 上腔静脉口前方的心内膜深面

　C. 上腔静脉与右心耳交界处心外膜深面

　D. 右肺静脉入口处

　E. 房室口深面

11. 二尖瓣位于(　　　)。

　A. 上腔静脉口　　　　　　　　　B. 下腔静脉口

　C. 主动脉口　　　　　　　　　　D. 肺动脉口

　E. 左房室口

12. 供应室间隔大部的动脉是(　　　)。

　A. 右冠状动脉主干　　　　　　　B. 右冠状动脉后室间支

　C. 左冠状动脉前室间支　　　　　D. 左冠状动脉旋支

　E. 左冠状动脉主干

13. 下列属于升主动脉分支的是(　　　)。

　A. 头臂干　　　　　　　　　　　B. 食管动脉

　C. 支气管动脉　　　　　　　　　D. 肋间后动脉

　E. 左冠状动脉

14. 主动脉弓凸侧右侧发出的第一个分支是(　　　)。

　A. 右颈总动脉　　　　　　　　　B. 右锁骨下动脉

　C. 头臂干　　　　　　　　　　　D. 左颈总动脉

　E. 左锁骨下动脉

15. 颈外动脉的分支不供应(　　　)。

　A. 舌　　　　　　　　　　　　　B. 眼球

　C. 眼睑　　　　　　　　　　　　D. 腮腺

　E. 牙

16. 脑膜中动脉发自(　　　)。

　A. 颈内动脉　　　　　　　　　　B. 颈外动脉

　C. 上颌动脉　　　　　　　　　　D. 下颌动脉

　E. 耳后动脉

17. 走行于桡神经沟内的动脉是(　　　)。

A. 桡动脉      B. 肱动脉

C. 旋肱后动脉      D. 肱深动脉

E. 旋肱前动脉

18. 若肠系膜上动脉起始部闭塞，不出现血运障碍的部位是（    ）。

A. 回肠      B. 阑尾

C. 横结肠      D. 空肠

E. 降结肠

19. 若肠系膜下动脉起始部闭塞，最可能出现血运障碍的部位是（    ）。

A. 空肠      B. 回肠

C. 升结肠      D. 横结肠

E. 乙状结肠

20. 阑尾动脉直接起自（    ）。

A. 胰十二指肠下动脉      B. 空肠动脉

C. 回肠动脉      D. 回结肠动脉

E. 右结肠动脉

21. 腹主动脉发出的成对脏支是（    ）。

A. 卵巢动脉      B. 子宫动脉

C. 肾上腺上动脉      D. 膀胱上动脉

E 膈下动脉

22. 足背动脉延续自（    ）。

A. 股动脉      B. 腘动脉

C. 胫前动脉      D. 胫后动脉

E. 足底外侧动脉

23. "颈静脉怒张"中过度充盈的静脉是（    ）。

A. 颈内静脉      B. 颈外静脉

C. 颈总静脉      D. 面静脉

E. 锁骨下静脉

24. 位于肘窝前方皮下的浅静脉是（    ）。

A. 头静脉      B. 贵要静脉

C. 肱静脉      D. 肘正中静脉

E. 前臂正中静脉

25. 大隐静脉栓子脱落最终栓塞于（    ）。

A. 心      B. 肝

C. 肺      D. 脑

E. 脾

26. 腹腔不成对脏器(肝除外)的静脉血都先汇流入(　　)。

  A. 上腔静脉系　　　　　　　　B. 下腔静脉系

  C. 肝门静脉　　　　　　　　　D. 心静脉系

  E. 肠系膜上、下静脉

## 二、多项选择题

1. 下列属于心血管系统组成的是(　　)。

  A. 心　　　　　　　　　　　　B. 心包

  C. 动脉　　　　　　　　　　　D. 毛细血管

  E. 静脉

2. 左心室有(　　)。

  A. 冠状窦口　　　　　　　　　B. 二尖瓣

  C. 主动脉口　　　　　　　　　D. 乳头肌

  E. 梳状肌

3. 开口在右心房的是(　　)。

  A. 上腔静脉口　　　　　　　　B. 下腔静脉口

  C. 主动脉口　　　　　　　　　D. 肺动脉口

  E. 冠状窦口

4. 左、右心室收缩时(　　)。

  A. 三尖瓣开放　　　　　　　　B. 二尖瓣关闭

  C. 肺动脉瓣关闭　　　　　　　D. 主动脉瓣开放

  E. 三尖瓣关闭

5. 三尖瓣复合体包括(　　)。

  A. 三尖瓣环　　　　　　　　　B. 三尖瓣

  C. 梳状肌　　　　　　　　　　D. 腱索

  E. 乳头肌

6. 右心房有(　　)。

  A. 下腔静脉的开口　　　　　　B. 上腔静脉的开口

  C. 冠状窦的开口　　　　　　　D. 心大静脉的开口

  E. 肺静脉的开口

7. 心传导系包括(　　)。

  A. 窦房结　　　　　　　　　　B. 房室结

  C. 冠状窦　　　　　　　　　　D. 房室束

  E. 隔缘肉柱

8. 颈外动脉的直接分支有(　　)。

  A. 舌动脉　　　　　　　　　　B. 面动脉

C. 甲状腺上动脉      D. 颞浅动脉

E. 脑膜中动脉

9. 胸主动脉的脏支有(　　)。

A. 食管支      B. 肋间后动脉

C. 支气管支      D. 肋下动脉

E. 冠状动脉

10. 锁骨下动脉的分支有(　　)。

A. 椎动脉      B. 胸廓内动脉

C. 甲状颈干      D. 甲状腺上动脉

E. 肩胛下动脉

11. 营养甲状腺的动脉来源于(　　)。

A. 颈内动脉      B. 颈外动脉

C. 甲状颈干      D. 椎动脉

E. 肋颈干

12. 腹主动脉不成对的脏支有(　　)。

A. 腹腔干      B. 肠系膜上动脉

C. 肠系膜下动脉      D. 肝总动脉

E. 肾动脉

13. 营养胃的动脉有(　　)。

A. 胃左动脉      B. 胃网膜左动脉

C. 胃右动脉      D. 胃网膜右动脉

E. 胃短动脉

14. 肠系膜上动脉分支营养(　　)。

A. 空肠和回肠      B. 全部结肠

C. 盲肠和阑尾      D. 直肠

E. 肛管

15. 头面部可以触及搏动的动脉有(　　)。

A. 甲状腺上动脉      B. 舌动脉

C. 面动脉      D. 上颌动脉

E. 颞浅动脉

16. 奇静脉系包括(　　)。

A. 椎静脉      B. 奇静脉

C. 半奇静脉      D. 副半奇静脉

E. 冠状窦

17. 下列关于肝门静脉的描述中,正确的是(　　)。

A. 由肠系膜上静脉和肠系膜下静脉汇合而成

B. 收集全部腹腔不成对器官的静脉血

C. 有丰富的静脉瓣

D. 可与上、下腔静脉沟通

E. 经肝门入肝

## 三、名词解释

1. 三尖瓣复合体（tricuspid valve complex）

2. 心传导系

3. 颈动脉窦（carotid sinus）

4. 掌浅弓（superficial palmar arch）

5. 掌深弓（deep palmar arch）

6. 静脉角（venous angle）

## 四、简答题

1. 简述心房与心室及左、右心室表面分界的标志及标志处通行的重要结构。

2. 简述4个心腔的出、入口及瓣膜附着情况。

3. 简述心传导系的位置、组成、功能及心兴奋传导的途径。

4. 简述全身各局部的动脉主干。

5. 简述胃、结肠、甲状腺、胰和肾上腺的营养血管及来源。

6. 简述头部、上肢和下肢各临床摸脉点的位置和触及动脉。

7. 简述自右桡动脉插管至左冠状动脉的途径。

8. 一阑尾炎患者拟用静脉输液进行保守治疗,若采取手背静脉网桡侧输液,简述药物到达阑尾的途径。

**五、绘图题**

1. 绘制"心的外形和血管(前面观)"简图,并标注以下结构:心尖、前室间支、心大静脉、左冠状动脉、肺动脉干、主动脉弓、动脉韧带、上腔静脉、右冠状动脉、下腔静脉、心前静脉、左心室、右心室、左心耳、右心耳。

2. 绘制"右心室内部结构"简图,并标注以下结构:乳头肌、腱索、三尖瓣、隔缘肉柱、室上嵴、肺动脉瓣、肺动脉干、动脉韧带、主动脉弓、右心耳、上腔静脉。

3.绘制"胸主动脉及其分支"简图,并标注以下结构:升主动脉、土动脉弓、胸主动脉、腹主动脉、头臂干、左颈总动脉、右颈总动脉、左锁骨下动脉、右锁骨下动脉、肋间后动脉、支气管支、食管支。

4.绘制"腹腔干及其分支(胃前面)"简图,并标注以下结构:腹腔干、胃左动脉、脾动脉、肝总动脉、肝固有动脉、胃十二指肠动脉、胃右动脉、胆囊动脉、胃网膜左动脉、胃网膜右动脉。

5.绘制"肝门静脉及其属支"简图,并标注以下结构:胃左静脉、脾静脉、肠系膜下静脉、直肠上静脉、肠系膜上静脉、胃右静脉、肝门静脉、胆囊静脉、胆囊、肝、降结肠、升结肠、回肠、十二指肠。

（邓雪飞　徐金勇）

# 第十章 淋巴系统

## 一、单项选择题

1. 下列关于右淋巴导管的描述中,正确的是(　　)。

　　A. 由右腰干和右颈干汇成　　　　B. 穿主动脉裂孔进入胸腔

　　C. 收集右半身的淋巴　　　　　　D. 收集左半身的淋巴

　　E. 注入右静脉角

2. 下列关于胸导管的描述中,错误的是(　　)。

　　A. 注入左静脉角　　　　　　　　B. 始于乳糜池

　　C. 收纳全身 3/4 淋巴　　　　　　D. 成人全长约 40 cm

　　E. 注入右静脉角

## 二、多项选择题

1. 乳糜池的收集范围有(　　)。

　　A. 左腰干　　　　　　　　　　　B. 左颈干

　　C. 左支气管纵隔干　　　　　　　D. 肠干

　　E. 右腰干

2. 下列关于脾的描述中,正确的是(　　)。

　　A. 位于左季肋区　　　　　　　　B. 位于第 9~11 肋深面

　　C. 上缘有 2~3 个切迹　　　　　　D. 下缘有 2~3 个切迹

　　E. 脏面凹陷为脾门

## 三、名词解释

1. 胸导管(thoracic duct)

2. 右淋巴导管

3. 局部淋巴结(regional lymph node)

**四、简答题**

1.简述右淋巴导管的位置、合成、注入部位和收纳范围。

2.简述胸导管的起始、合成、注入部位和收纳范围。

**五、绘图题**

绘制"淋巴干和淋巴导管"简图,并标注以下结构:左颈干、左锁骨下干、左支气管纵隔干、肠干、左腰干、下腔静脉、胸导管、奇静脉、上腔静脉、右颈内静脉、右锁骨下静脉、右淋巴导管。

（徐金勇）

## 第十一章　感觉器

### 一、单项选择题

1. 下列关于眼球壁的描述中，正确的是(　　)。

　　A. 由角膜、脉络膜和视网膜构成

　　B. 由外膜、脉络膜和内膜构成

　　C. 由纤维膜、血管膜和视网膜构成

　　D. 由巩膜、脉络膜和内膜构成

　　E. 由角膜、虹膜和视网膜构成

2. 下列关于黄斑的描述中，正确的是(　　)。

　　A. 位于视神经盘鼻侧 3.5 mm 处

　　B. 中央有视网膜中央动脉穿出

　　C. 为感光最敏锐的部位

　　D. 视网膜节细胞的轴突由此穿出眼球壁

　　E. 中央凹陷没有感光细胞，称生理性盲点

3. 下列结构中，有屈光作用的是(　　)。

　　A. 虹膜　　　　　　　　　　B. 睫状体

　　C. 角膜　　　　　　　　　　D. 巩膜

　　E. 脉络膜

4. 下列关于房水的描述中，正确的是(　　)。

　　A. 由眼房产生　　　　　　　B. 由虹膜角膜角产生

　　C. 由巩膜静脉窦产生　　　　D. 由睫状体产生

　　E. 由虹膜产生

5. 下列关于泪器的描述中，正确的是(　　)。

　　A. 泪腺位于泪囊窝内

　　B. 上、下泪小管分别起自泪囊

　　C. 眼轮匝肌收缩闭眼时可挤压泪囊

　　D. 鼻泪管开口于中鼻道

　　E. 泪小管起自泪点

6. 若瞳孔不能转向外下方，是因为(　　)。

　　A. 下直肌瘫痪　　　　　　　B. 上直肌瘫痪

　　C. 上斜肌瘫痪　　　　　　　D. 下斜肌瘫痪

　　E. 外直肌瘫痪

7. 听觉感受器位于(　　)。

　　A. 壶腹嵴　　　　　　　　　B. 基底膜

C. 前庭膜                          D. 椭圆囊斑

E. 球囊斑

8. 下列结构中,属于位觉感受器的是(        )。

A. 基底膜                          B. 前庭膜

C. 球囊斑                          D. 螺旋器

E. 蜗管

9. 上呼吸道感染引起中耳炎的途径是(        )。

A. 面神经管                        B. 鼓膜张肌半管

C. 咽鼓管                          D. 颈动脉管

E. 镫骨肌小管

10. 下列结构中,中耳炎手术易损伤的是(        )。

A. 面动脉                          B. 面神经

C. 面静脉                          D. 颞浅神经

E. 前庭蜗神经

## 二、多项选择题

1. 眼球的内容物包括(        )。

A. 玻璃体                          B. 虹膜

C. 房水                            D. 晶状体

E. 晶状体

2. 与房水的形成或循环有关的结构有(        )。

A. 虹膜角膜角                      B. 瞳孔

C. 睫状肌                          D. 巩膜静脉窦

E. 晶状体

3. 两眼同向右侧斜视,参与运动的眼球外肌主要有(        )。

A. 右眼内直肌                      B. 右眼外直肌

C. 左眼外直肌                      D. 左眼内直肌

E. 上述所有眼肌

4. 下列结构中,属于骨迷路的有(        )。

A. 前庭                            B. 鼓室

C. 耳蜗                            D. 蜗管

E. 乳突小房

5. 下列结构中,属于位觉感受器的有(        )。

A. 椭圆囊斑                        B. 螺旋器

C. 球囊斑                          D. 壶腹嵴

E. 内淋巴囊

### 三、名词解释

1. 视神经盘(optic disc)

2. 黄斑(macula lutea)

3. 眼房(chambers of eyeball)

4. 螺旋器

5. 壶腹嵴

### 四、简答题

1. 简述眼球的构造。

2. 简述眼球的屈光装置。

3. 简述房水的产生及循环途径。

4.简述泪液的产生及排泄途径。

5.简述眼球外肌的名称及功能。

6.简述内耳的位置、分部及感受器所在的位置。

**五、绘图题**

1.绘制"眼球水平切面"简图,并标注以下结构:角膜、巩膜、虹膜、睫状体、脉络膜、视网膜、视神经盘、黄斑、眼前房、眼后房、巩膜静脉窦、瞳孔。

2.绘制"内耳骨迷路(外侧面观)"简图,并标注以下结构:后骨半规管、前庭、耳蜗、外骨半规管、前庭窗、蜗窗、单骨脚、总骨脚、前骨半规管。

（孟庆玲）

# 第十二章　中枢神经系统

## 一、单项选择题

1. 成人脊髓下端一般平对（　　）。
   A. 第 1 腰椎下缘　　　　　　　　B. 第 2 腰椎下缘
   C. 第 3 腰椎下缘　　　　　　　　D. 第 4 腰椎下缘
   E. 第 5 腰椎下缘

2. 新生儿脊髓下端一般平对（　　）。
   A. 第 1 腰椎　　　　　　　　　　B. 第 2 腰椎
   C. 第 3 腰椎　　　　　　　　　　D. 第 4 腰椎
   E. 第 5 腰椎

3. 在脑干的腹侧面,延髓与脑桥的分界标志是（　　）。
   A. 锥体　　　　　　　　　　　　B. 锥体交叉
   C. 橄榄　　　　　　　　　　　　D. 延髓脑桥沟
   E. 髓纹

4. 唯一一对自脑干背面出脑的脑神经是（　　）。
   A. 舌下神经　　　　　　　　　　B. 动眼神经
   C. 滑车神经　　　　　　　　　　D. 面神经
   E. 迷走神经

5. 附着于延髓脑桥沟处的脑神经,自外向内依次为（　　）。
   A. 舌咽神经、迷走神经、副神经
   B. 展神经、面神经、前庭蜗神经
   C. 前庭蜗神经、面神经、展神经
   D. 前庭蜗神经、展神经、面神经
   E. 展神经、前庭蜗神经、面神经

6. 下列结构中,不属于脑神经核的是（　　）。
   A. 动眼神经核　　　　　　　　　B. 孤束核
   C. 疑核　　　　　　　　　　　　D. 红核、黑质
   E. 上泌涎核

7. 下列结构中,属于内脏感觉核的是（　　）。
   A. 上泌涎核　　　　　　　　　　B. 下泌涎核
   C. 疑核　　　　　　　　　　　　D. 孤束核
   E. 蜗神经核

8. 上泌涎核发出的纤维加入（　　）。
   A. 动眼神经　　　　　　　　　　B. 舌咽神经

C. 面神经　　　　　　　　　　　D. 舌下神经

E. 展神经

9. 下泌涎核发出的纤维加入(　　　)。

A. 面神经　　　　　　　　　　　B. 舌咽神经

C. 迷走神经　　　　　　　　　　D. 三叉神经

E. 动眼神经

10. 止于腹后内侧核的传导束为(　　　)。

A. 内侧丘系　　　　　　　　　　B. 外侧丘系

C. 脊髓丘系　　　　　　　　　　D. 三叉丘系

E. 脊髓小脑前、后束

11. 下列结构中,不属于小脑核团的是(　　　)。

A. 顶核　　　　　　　　　　　　B. 中缝核

C. 球状核　　　　　　　　　　　D. 齿状核

E. 栓状核

12. 松果体归属于(　　　)。

A. 丘脑　　　　　　　　　　　　B. 后丘脑

C. 下丘脑　　　　　　　　　　　D. 上丘脑

E. 底丘脑

13. 下列结构中,具有神经内分泌功能的是(　　　)。

A. 腹前核　　　　　　　　　　　B. 腹后内侧核

C. 视上核　　　　　　　　　　　D. 腹后外侧核

E. 底丘脑核

14. 下列结构中,位于大脑外侧沟深面的是(　　　)。

A. 额叶　　　　　　　　　　　　B. 顶叶

C. 颞叶　　　　　　　　　　　　D. 枕叶

E. 岛叶

15. 角回属于下列哪个脑叶的结构(　　　)。

A. 额叶　　　　　　　　　　　　B. 顶叶

C. 颞叶　　　　　　　　　　　　D. 枕叶

E. 岛叶

16. 第Ⅰ躯体运动区位于(　　　)。

A. 距状沟两侧的皮质

B. 颞横回

C. 中央后回和中央旁小叶后部

D. 中央前回和中央旁小叶前部

E. 额下回后部

17. 视觉性语言中枢(阅读中枢)位于(　　　)。

　　A. 距状沟上、下的皮质　　　　　B. 额下回的后部

　　C. 角回　　　　　　　　　　　　D. 额中回的后部

　　E. 颞上回的后部

18. 运动性语言中枢(说话中枢)位于(　　　)。

　　A. 额下回的后部　　　　　　　　B. 额中回后部

　　C. 颞横回　　　　　　　　　　　D. 角回

　　E. 颞上回后部

## 二、多项选择题

1. 下列关于脊髓的描述中,正确的是(　　　)。

　　A. 上端于枕骨大孔水平与延髓相延续

　　B. 下端在成人平第 1 腰椎下缘,新生儿第 3 腰椎水平

　　C. 颈膨大从第 5 颈髓节段至第 1 胸髓节段,其出现与管理上肢的感觉、运动神
　　　　经元的数量增加有关

　　D. 腰骶膨大从第 1 腰髓节段至第 3 骶髓节段,其出现与管理下肢的感觉、运动
　　　　神经元的数量增加有关

　　E. 前、后外侧沟分别为脊神经前、后根附着于脊髓的部位

2. 脑干包括(　　　)。

　　A. 脑桥　　　　　　　　　　　　B. 延髓

　　C. 中脑　　　　　　　　　　　　D. 间脑

　　E. 小脑

3. 下列关于延髓的描述中,正确的是(　　　)。

　　A. 腹侧前正中裂两侧有锥体,由其深面的锥体束聚集而成

　　B. 锥体的外侧有橄榄,其深部埋藏有下橄榄核

　　C. 锥体与橄榄之间的前外侧沟处有舌下神经根和舌咽神经根附着

　　D. 在橄榄背侧,自上而下有Ⅸ、Ⅹ、Ⅺ三对脑神经根附着

　　E. 背侧下部由内向外依次为小脑下脚、楔束结节和薄束结节

4. 下列结构中,属于一般内脏运动性的脑神经核有(　　　)。

　　A. 迷走神经背核　　　　　　　　B. 上、下泌涎核

　　C. 孤束核　　　　　　　　　　　D. 动眼神经副核

　　E. 疑核

5. 下列结构中,与舌咽神经相关的有(　　　)。

　　A. 迷走神经背核　　　　　　　　B. 下泌涎核

　　C. 孤束核　　　　　　　　　　　D. 楔束核

E. 疑核

6. 下列结构中,属于下丘脑的有(    )。

A. 灰结节            B. 外侧膝状体

C. 乳头体            D. 视交叉

E. 漏斗

7. 下列关于大脑半球分叶的描述中,正确的是(    )。

A. 外侧沟以上、中央前沟以前的部分为额叶

B. 顶枕沟至枕前切迹连线以后的部分为枕叶

C. 外侧沟以下、枕叶以前为颞叶

D. 外侧沟深部为岛叶

E. 外侧沟上方、中央沟后方、顶枕沟以前的部分为顶叶

8. 下列关于内囊的描述中,错误的是(    )。

A. 是位于豆状核外侧的白质

B. 由大脑半球内的灰质构成

C. 由大脑半球的连合纤维构成

D. 可分为前肢、膝和后肢3部分

E. 由大脑半球的联络纤维构成

9. 基底核包括(    )。

A. 尾状核            B. 豆状核

C. 屏状核            D. 背侧丘脑

E. 杏仁体

10. 下列关于内囊的描述中,正确的是(    )。

A. 是位于尾状核、背侧丘脑与豆状核之间的"V"形空隙

B. 由联系大脑皮质和皮质下结构间的上、下行纤维束构成

C. 内囊前肢是位于豆状核和尾状核头之间的白质

D. 内囊后肢是位于豆状核和尾状核之间的白质

E. 膝部是位于前、后肢汇合处的白质

## 三、名词解释

1. 马尾(cauda equina)

2. 脑干(brain stem)

3.基底核

4.胼胝体

5.内囊(internal capsule)

## 四、简答题

1.简述脊髓的位置及其外形上的结构特征。

2.简述脑干的组成及其与各部相连的结构。

3.简述大脑半球的分叶与各面主要的沟、回。

4.简述内囊的位置、分部及损伤后的主要症状。

**五、绘图题**

1. 绘制"脊髓胸段横切面"简图,并标注以下结构:灰质前角、后角、侧角、中央管、薄束、楔束、前正中裂、后正中沟、皮质脊髓前束、皮质脊髓侧束。

2. 绘制"端脑基底核横断面"简图,并标注以下结构:胼胝体、尾状核(头或尾)、背侧丘脑、豆状核、屏状核、侧脑室(前角或后角)、第三脑室、内囊前肢、内囊膝、内囊后肢。

(任振华    孟庆玲)

# 第十三章 周围神经系统

## 一、单项选择题

1. 下列关于颈丛的描述中,正确的是( )。
   A. 由全部颈神经前支组成
   B. 位于胸锁乳突肌的浅面
   C. 只有皮支,无肌支
   D. 膈神经是唯一的肌支
   E. 位于胸锁乳突肌上部深面

2. 穿四边孔的神经有( )。
   A. 腋神经
   B. 肌皮神经
   C. 胸长神经
   D. 胸背神经
   E. 桡神经

3. 下列各肌中,胸长神经支配的是( )。
   A. 胸大、小肌
   B. 前锯肌
   C. 背阔肌
   D. 斜方肌
   E. 大圆肌

4. 分布于乳头平面的胸神经前支为( )。
   A. T4 前支
   B. T6 前支
   C. T10 前支
   D. T11 前支
   E. T12 前支

5. 下列关于股神经的描述中,正确的是( )。
   A. 发自骶丛
   B. 在大腿上部位于股动脉内侧
   C. 支配大腿内侧群肌
   D. 支配大腿前群肌和耻骨肌
   E. 支配大腿后群肌

6. 下列各肌中,受腓深神经支配的是( )。
   A. 腓骨长肌
   B. 腓骨短肌
   C. 腓肠肌
   D. 胫骨前肌
   E. 胫骨后肌

7. 下列脑神经中,不与脑干相连的是( )。
   A. 三叉神经
   B. 滑车神经
   C. 嗅神经
   D. 副神经
   E. 动眼神经

8. 动眼神经不支配( )。
   A. 上直肌
   B. 下直肌

    C. 内直肌                                  D. 外直肌

    E. 下斜肌

9. 支配腮腺的副交感纤维来自（　　　）。

    A. 三叉神经                              B. 舌咽神经

    C. 面神经                                D. 迷走神经

    E. 舌下神经

10. 下列关于迷走神经的描述中，错误的是（　　　）。

    A. 是分布范围最广的脑神经

    B. 为混合性神经

    C. 支配喉肌的运动

    D. 主干经颈静脉孔出颅

    E. 副交感纤维分布至全部胸、腹腔脏器

11. 内脏运动神经支配（　　　）。

    A. 面肌                                   B. 心肌

    C. 咬肌                                   D. 头肌

    E. 盆底肌

12. 下列关于交感神经的描述中，正确的是（　　　）。

    A. 低级中枢在脑干内               B. 低级中枢在脊髓前角内

    C. 有椎旁节和椎前节               D. 其分布没有副交感神经广泛

    E. 有器官旁节或器官内节

**二、多项选择题**

1. 下列各神经中，起于臂丛后束的有（　　　）。

    A. 桡神经                               B. 肌皮神经

    C. 胸背神经                            D. 腋神经

    E. 正中神经

2. 下列各神经中，分布到手的有（　　　）。

    A. 桡神经                               B. 肌皮神经

    C. 正中神经                            D. 腋神经

    E. 尺神经

3. 下列各神经中，穿海绵窦由眶上裂入眶的有（　　　）。

    A. 视神经                               B. 动眼神经

    C. 滑车神经                            D. 展神经

    E. 眼神经

4. 若腮腺手术时不慎损伤面神经，术后可能出现（　　　）。

    A. 患侧角膜反射消失

B. 患侧听觉过敏

C. 患侧泪腺、唾液腺分泌障碍

D. 患侧闭眼不全

E. 口角偏向健侧

5. 下列关于内脏运动神经的描述中,正确的是(　　)。

A. 支配心肌、平滑肌和腺体

B. 由低级中枢发出后直达效应器

C. 分为节前纤维和节后纤维

D. 交感低级中枢在脊髓的胸髓和上腰髓

E. 副交感低级中枢仅在脑干内

## 三、名词解释

1. 脊神经节

2. 颈丛

3. 腰骶干

4. 鼓索(chorda tympani)

2. 交感干(sympathetic trunk)

## 四、简答题

1. 简述腓总神经的分支和分布。

2.简述 12 对脑神经的名称、性质、连脑部位和进出颅腔的部位。

3.简述大消化腺的名称及其所属的分泌神经。

**五、绘图题**

1.绘制"上肢的神经(前面)"简图,并标注以下结构:腋动脉、正中神经、肌皮神经、胸长神经、桡神经、桡动脉、尺动脉、尺神经、肱动脉。

2.绘制"眶内的神经(右上面观)"简图,并标注以下结构:眶上神经、额神经、眼神经、三叉神经节、上颌神经、下颌神经、动眼神经、滑车神经、视神经、泪腺神经。

（方　萌）

# 第十四章　神经系统传导通路

## 一、单项选择题

1. 面部痛、温觉传导通路中第 2 级神经元胞体位于（　　）。

 A. 薄束核和楔束核　　　　　　B. 三叉神经脑桥核

 C. 脊髓后角　　　　　　　　　D. 三叉神经脊束核

 E. 背侧丘脑腹后内侧核

2. 皮质脊髓束纤维交叉的水平位于（　　）。

 A. 内囊　　　　　　　　　　　B. 中脑大脑脚底

 C. 脑桥基底部　　　　　　　　D. 延髓锥体下端

 E. 脊髓内

3. 右侧视束损伤可出现（　　）。

 A. 右眼颞侧半视野偏盲　　　　B. 右眼视野全盲

 C. 左眼鼻侧半视野偏盲　　　　D. 两眼右侧半视野偏盲

 E. 两眼左侧半视野偏盲

4. 传导躯干、四肢痛、温觉和粗触觉的第 2 级神经元胞体位于（　　）。

 A. 脊髓后角　　　　　　　　　B. 脊髓侧角

 C. 背侧丘脑腹后内侧核　　　　D. 背侧丘脑腹后外侧核

 E. 薄束核和楔束核

5. 下列各核团中，仅接受对侧皮质核束支配的有（　　）。

 A. 动眼神经核　　　　　　　　B. 滑车神经核

 C. 展神经核　　　　　　　　　D. 舌下神经核

 E. 三叉神经运动核

6. 下列关于锥体束的描述中，正确的是（　　）。

 A. 主要由中央前回和中央旁小叶后部的锥体细胞轴突组成

 B. 主要由中央后回和中央旁小叶前部的锥体细胞轴突组成

 C. 其中皮质脊髓前束止于同侧的脊髓前角细胞

 D. 其中皮质脊髓侧束止于同侧的脊髓前角细胞

 E. 其中皮质核束止于双侧脑神经躯体运动核

## 二、多项选择题

1. 下列关于躯干和四肢意识性本体感觉（深感觉）和精细触觉传导通路的描述中，正确的是（　　）。

 A. 第 1 级神经元胞体在脊神经节内

 B. 第 2 级神经元胞体在脊髓后角

 C. 第 3 级神经元胞体在背侧丘脑腹后外侧核

  D. 第 2 级纤维交叉形成内侧丘系交叉

  E. 经内囊后肢

 2. 锥体系的结构与功能特点是（  ）。

  A. 由上、下运动神经元组成   B. 支配骨骼肌随意运动

  C. 包括皮质脊髓束和皮质核束  D. 经过内囊

  E. 协调骨骼肌运动

 3. 下列各脑神经核中，只接受对侧皮质核束支配的是（  ）。

  A. 舌下神经核      B. 面神经核下部

  C. 面神经核上部     D. 三叉神经运动核

  E. 滑车神经核

 4. 上运动神经元损伤所具有的特点是（  ）。

  A. 痉挛性瘫痪      B. 肌张力增高

  C. 腱反射亢进      D. 浅反射减弱或消失

  E. 肌萎缩早期不明显

 5. 下运动神经元损伤所具有的特点是（  ）。

  A. 弛缓性瘫痪      B. 肌萎缩不明显

  C. 病理反射阳性     D. 腱反射消失

  E. 肌萎缩明显

## 三、名词解释

 1. 上运动神经元

 2. 下运动神经元

 3. 锥体系（pyramidal system）

## 四、简答题

 1. 简述躯干、四肢意识性本体感觉传导通路。

2.简述针刺小指皮肤引起痛觉的传导途径。

3.简述下牙疼痛的传导途径。

4.分析视交叉中央部损伤、一侧视束或内囊损伤后出现的视野缺损。

5.简述皮质脊髓束的传导通路。

6.简述面神经和舌下神经核上、下瘫的临床表现。

**五、绘图题**

绘制"锥体系中的皮质核束"的简图，并标注脑干中 8 个躯体运动核的位置、名称及支配情况。

（孟庆玲）

# 第十五章　脑和脊髓的被膜、血管及脑脊液循环

## 一、单项选择题

1. 下列关于硬膜外隙的描述中,错误的是(　　　)。
   A. 有脊神经根通过　　　　　　　B. 略呈负压
   C. 与颅内相通　　　　　　　　　D. 内含静脉丛
   E. 隙内不含脑脊液

2. 颈内动脉通过海绵窦的(　　　)。
   A. 内侧壁　　　　　　　　　　　B. 外侧壁
   C. 上壁　　　　　　　　　　　　D. 下壁
   E. 腔内

3. 下列关于终丝的描述中,正确的是(　　　)。
   A. 由神经纤维组成　　　　　　　B. 属于脊神经的根丝
   C. 由软脊膜形成　　　　　　　　D. 内有中央管
   E. 由脊髓下端的白质延伸而成

4. 不参与形成大脑动脉环的是(　　　)。
   A. 大脑前动脉　　　　　　　　　B. 大脑后动脉
   C. 大脑中动脉　　　　　　　　　D. 后交通动脉
   E. 颈内动脉

5. 下列各结构中,产生脑脊液的是(　　　)。
   A. 各脑室上皮　　　　　　　　　B. 脉络丛
   C. 蛛网膜　　　　　　　　　　　D. 软膜
   E. 蛛网膜粒

## 二、多项选择题

1. 下列各结构中,通过海绵窦的有(　　　)。
   A. 眼神经　　　　　　　　　　　B. 颈内动脉
   C. 动眼神经　　　　　　　　　　D. 滑车神经
   E. 上颌神经

2. 脑脊液位于(　　　)。
   A. 蛛网膜下隙　　　　　　　　　B. 硬膜外隙
   C. 第三脑室　　　　　　　　　　D. 中脑水管
   E. 侧脑室

3. 下列关于脑的静脉的描述中,正确的是(　　　)。
   A. 可分为深、浅静脉
   B. 浅静脉分别注入附近的硬脑膜窦

    C. 不与脑动脉伴行

    D. 深静脉最后汇成 1 条大脑大静脉

    E. 大脑大静脉注入直窦

## 三、名词解释

1. 硬膜外隙(epidural space)

2. 蛛网膜下隙(subarachnoid space)

3. 蛛网膜粒

4. 大脑动脉环(Willis 环)

## 四、简答题

1. 简述硬脑膜窦的名称、位置及回流途径。

2. 简述腰椎穿刺的选择部位、原因及其穿刺时穿经结构。

3. 简述脑脊液的产生部位及循环途径。

## 五、绘图题

绘制"脑脊液循环模式图"简图,标出相应结构的名称,并用箭头表示脑脊液循环的途径。

(孟庆玲)

# 第十六章 内分泌系统

## 一、单项选择题

1. 下列结构中,不属于内分泌腺的是( )。

    A. 甲状腺               B. 松果体

    C. 甲状旁腺            D. 胰

    E. 肾上腺

2. 下列关于甲状腺的描述中,正确的是( )。

    A. 位于喉下部和气管颈部的两侧和后面

    B. 侧叶下端可达第 3 或第 4 气管软骨环

    C. 峡部位于第 1 至第 2 气管软骨环前方

    D. 呈灰黄色

    E. 甲状腺可随吞咽动作上、下移动

## 二、多项选择题

1. 内分泌腺包括( )。

    A. 甲状旁腺            B. 松果体

    C. 甲状腺              D. 胰

    E. 肾上腺

2. 下列各结构中,与生长发育有关的有( )。

    A. 甲状腺                B. 松果体

    C. 甲状旁腺          D. 胰

    E. 肾上腺

## 三、名词解释

1. 内分泌腺

2. 甲状腺被膜

**四、简答题**

1.简述内分泌腺的定义及组成。

2.简述甲状腺的位置和形态。

**五、绘图题**

绘制"内分泌系统概况"简图,并标注以下结构:松果体、垂体、甲状腺、胰、睾丸、卵巢、肾上腺、胸腺、甲状旁腺、下丘脑。

（孟庆玲　庞　刚）